Fatma Chaker
Mohamed Derbel
Fatma Khanfir

O efeito do parto obstruído na psicologia da mulher

Fatma Chaker
Mohamed Derbel
Fatma Khanfir

O efeito do parto obstruído na psicologia da mulher

ScienciaScripts

Imprint
Any brand names and product names mentioned in this book are subject to trademark, brand or patent protection and are trademarks or registered trademarks of their respective holders. The use of brand names, product names, common names, trade names, product descriptions etc. even without a particular marking in this work is in no way to be construed to mean that such names may be regarded as unrestricted in respect of trademark and brand protection legislation and could thus be used by anyone.

Cover image: www.ingimage.com

This book is a translation from the original published under ISBN 978-620-6-71125-4.

Publisher:
Sciencia Scripts
is a trademark of
Dodo Books Indian Ocean Ltd. and OmniScriptum S.R.L publishing group

120 High Road, East Finchley, London, N2 9ED, United Kingdom
Str. Armeneasca 28/1, office 1, Chisinau MD-2012, Republic of Moldova, Europe
Printed at: see last page
ISBN: 978-620-7-61667-1

Copyright © Fatma Chaker, Mohamed Derbel, Fatma Khanfir
Copyright © 2024 Dodo Books Indian Ocean Ltd. and OmniScriptum S.R.L publishing group

ÍNDICE DE CONTEÚDOS

INTRODUÇÃO

A gravidez e o parto são acontecimentos importantes na vida de uma mulher. Esta experiência é muitas vezes idealizada e vista pela sociedade como uma fonte de felicidade. No entanto, para as mulheres, o parto pode ser um acontecimento extremamente stressante, tanto esperado como temido. Aktaet al. referiram que o parto é uma experiência multidimensional em que a dor, o stress, a tristeza, a felicidade e a alegria estão associados[1].

Em condições fisiológicas, o parto não é complicado para a mãe e para o bebé. No entanto, certas circunstâncias podem conduzir a um parto difícil ou distócico. Estas circunstâncias podem incluir um trabalho de parto prolongado, uma cesariana de emergência (para salvar a mãe e/ou o feto), uma extração instrumental para acelerar ou facilitar o parto, e/ou uma complicação pós-parto imediata, como uma hemorragia.

O parto, particularmente o parto distócico, pode ser uma experiência traumática para as mulheres[2,3]. No período pós-natal, as mulheres podem ser vulneráveis a uma grande variedade de perturbações psiquiátricas. De facto, foi relatado que uma experiência negativa de parto é preditiva de depressão pós-parto ou de perturbação de stress pós-traumático[4,5]. Estas condições podem ter tanto impacto na relação mãe-bebé como na relação conjugal[6,7].

Por conseguinte, é necessário prestar especial atenção ao ambiente psicológico das mulheres no pós-parto, especialmente após um parto distócico. A despistagem das situações de risco de impacto psicológico permitiria gerir adequadamente as perturbações psiquiátricas relacionadas com o parto e evitar as suas repercussões psicológicas, económicas e sociais.

Os principais objectivos do nosso estudo foram:

- Avaliar a intensidade da perturbação de stress pós-traumático e da depressão no pós-parto em doentes com parto distócico.

- Determinar os factores associados à perturbação de stress pós-traumático e à depressão pós-parto em casos de parto distócico.

- Avaliar a qualidade da relação mãe-bebé e da relação conjugal nestas pacientes.

Os objectivos secundários do nosso estudo foram:

- Avaliar as características epidemiológicas e obstétricas e a experiência do parto em pacientes com trabalho de parto distócico.

- Propor soluções para minimizar o impacto psicossocial do parto distócico nestas doentes.

QUADRO TEÓRICO

I. Parto normal e parto eutócico :

De acordo com a Organização Mundial de Saúde (OMS)[8] , o parto

parto fisiológico:

• espontaneamente acionado.

• Baixo risco desde o início e durante todo o trabalho de parto e parto.

• Cujo filho (parto simples) nasce espontaneamente em posição cefálica de vértice, entre 37ème e 42ème semanas de gestação ou gravidez;

• A evolução pós-parto da mãe e da criança é normal. No entanto, é necessário
 No entanto, é necessário distinguir entre "parto normal fisiológico" e "parto eutócico". De facto, um parto de alto risco pode revelar-se eutócico (parto normal apesar de um risco pré-existente)[9] . Além disso, as intervenções médicas (analgesia, uterotónicos, etc.) que interferem com o parto fisiológico podem ser consideradas durante um parto eutócico.

II. Parto distócico

A distócia é definida como qualquer fenómeno que interfira com o processo fisiológico normal do parto. Estes fenómenos podem dizer respeito à mãe (pélvis, dinâmica uterina) e/ou ao feto (posição, apresentação, volume).

1. Distocia materna :

São explicados por anomalias no corpo da parturiente e são de dois tipos:

• Distócia mecânica: afecta a estrutura óssea da pélvis, como anomalias de tamanho, forma ou inclinação. Algumas distocias estão relacionadas com o trato genital materno e afectam os tecidos moles (10,11)

• As distócias dinâmicas: são todos os fenómenos ligados a uma disfunção do "motor" uterino ou à dilatação do colo do útero durante o trabalho de parto, quer devido a um defeito das contracções uterinas que não parecem normais, quer devido à ineficácia das contracções uterinas aparentemente correctas na dilatação. Existem 3 grandes grupos de distócias dinâmicas: um grupo ligado ao colo uterino (colo patológico), um grupo ligado a uma patologia primária ou secundária da contração uterina (hipocinesia, hipercinesia, hipertonia) e um grupo que resulta em anomalias da curva de dilatação (distócias de arranque, dilatação lenta ou paragem da dilatação). [12].

2. Distocia fetal :

A distócia fetal é a anomalia mais frequentemente encontrada nas matemidades. Pode ser explicada por uma macrossomia fetal ou por uma anomalia de apresentação (apresentação pélvica, frontal, facial, transversal). A distócia fetal pode resultar de uma desproporção feto-pélvica, de uma distócia do ombro ou de uma posição anormal do bebé (apresentação pélvica ou transversal)[13] .

III. Entrega de instrumentos :

A extração instrumental é definida como a utilização de um instrumento adequado (pinças, espátulas ou ventosas) para dar à luz uma criança viva por via natural, em resposta a uma situação inesperada e de urgência variável, e requer a participação ativa da paciente (a menos que haja contra-indicações para os esforços expulsivos) após ter sido informada. O seu objetivo é encurtar a fase de expulsão e favorecer a flexão e/ou a rotação completa da cabeça do feto. As indicações para uma extração instrumental podem ser fetais (má tolerância do feto durante o trabalho de parto), maternas (factores pré-existentes - ou não - na gravidez, esforços expulsivos insuficientes) ou relacionadas com o parto (trabalho de parto obstruído). da progressão do bebé devido à anatomia do trato pélvico, por exemplo)[14,15] .

As extracções instrumentais não são inofensivas; podem aumentar o risco de lacerações do esfíncter anal (0,1% a 10,2%), lacerações vaginais, hemorragia pós-parto, retenção urinária aguda ou incontinência anal no ano seguinte a uma extração na mãe. A longo prazo, estas complicações podem provocar dispareunia, problemas sexuais e dores perineais, por vezes até incontinência anal. Para além das complicações acima mencionadas, as mulheres podem sofrer sequelas psicológicas do parto, uma vez que a extração instrumental pode ser traumática, e a falta de informação pode explicar a natureza indutora de ansiedade do procedimento[16] .

Nos bebés, a extração instrumental pode ser responsável por um certo número de complicações neonatais, nomeadamente na zona da cabeça e do pescoço, como hemorragias intra e extracranianas, cefalohematomas e lesões do nervo facial, sobretudo quando é utilizada uma ventosa, fracturas do crânio com risco de embarreiramento (no caso do fórceps), hemorragia da retina, má adaptação à vida fora do útero e, frequentemente, dificuldades de alimentação. (17)

IV. Cesariana :

A cesariana é a remoção cirúrgica de uma criança através de uma incisão abdominal na parte inferior do útero, quando o parto natural não é possível. Pode ser efectuada sob anestesia geral ou raquianestesia. A cesariana pode ser programada, efectuada de urgência ou durante o trabalho de parto, após uma tentativa de parto natural (parto vaginal).

• Cesariana programada: pode ser proposta se houver dificuldades previsíveis no parto que possam ter consequências para o bebé ou para a mãe, ou se o parto vaginal for contraindicado. A cesariana pode ser programada em certos casos: placenta prévia sobreposta, útero bicurado ou mais, apresentação transversal do feto, diabetes grave com macrossomia, doença maligna da mãe, malformações fetais que contra-indiquem o parto vaginal, desproporção feto-pélvica e todas as patologias ginecológicas que impossibilitem o parto vaginal.

• Cesariana de emergência: está indicada em casos de emergência para salvar a mãe ou o bebé, como pré-eclâmpsia grave, síndrome de Hellp, hematoma retroplacentário, rutura uterina (ou suspeita de rutura uterina) ou ameaça de parto prematuro grave que não permita a realização de um parto vaginal (após discussão multidisciplinar).

• Cesariana durante o trabalho de parto: um certo número de distócias pode exigir uma cesariana durante o trabalho de parto (estagnação da dilatação ou incapacidade de atingir uma dilatação completa, frequência cardíaca fetal patológica, incapacidade de extração instrumental, procidência do cordão em caso de apresentação cefálica ou em caso de apresentação podálica com dilatação completa, anomalia da apresentação, etc.)[18,19,20] .

V. O período pós-parto :

O período pós-natal é definido como o período que vai desde o parto até seis semanas depois (42 dias). Trata-se de um período crítico para as pacientes, os recém-nascidos, os parceiros e os familiares. Podem surgir muitos desequilíbrios psicológicos. A mãe pode também sentir emoções fortes e contraditórias, tais como alegria, excitação, tristeza, confusão e fadiga, que podem ter um impacto na saúde mental da mãe e podem ser a causa de problemas psicológicos.

1. Perturbações mentais de curta duração :

1.1.Os azuis do bebé :

É uma reação emocional comum e normal que pode ocorrer em qualquer altura após o parto, mas normalmente ocorre nos primeiros dias ou semanas após o parto. Afecta cerca de 50 a 80% das mulheres que dão à luz[21] . Está associada a alterações de humor, sensibilidade emocional, fadiga, ansiedade e lágrimas frequentes. Dura geralmente 4 a 5 dias[22] . O baby blues pode ser causado por perturbações hormonais, problemas de parentalidade, mudanças no estilo de vida e o stress da recuperação pós-natal.

1.2. Psicose puerperal :

Perturbação mental rara mas grave que se pode desenvolver em algumas mulheres após o nascimento do seu filho. Surge geralmente entre cinco e vinte e cinco dias após o parto[23] . É também conhecida como psicose pós-parto e caracteriza-se por sintomas como alucinações, delírios, confusão, agitação, humor instável, insónia e desorientação.

As mulheres que sofrem de psicose podem ter delírios ou ideação suicida, deixando-as incapazes de cuidar de si próprias ou dos seus filhos. Ocorre 1 a 2 vezes em cada 1.000 mulheres grávidas[24] .

2. Perturbações mentais de longa duração :

2.1. Depressão pós-parto :

Trata-se de uma perturbação do humor caracterizada por sintomas depressivos como tristeza, ansiedade, cansaço, perturbações do sono, anorexia, mau humor e dificuldade de concentração. De acordo com a quinta edição do Manual de Diagnóstico e Estatística das Perturbações Mentais (DSM-IV), a DPP é uma depressão grave que surge no prazo de 5 semanas após o parto[25] , mas pode durar até um ano. Afecta entre 15% e 20% das mulheres que dão à luz. Pode ser causada por alterações hormonais, problemas de sono, predisposição para a depressão ou ansiedade, factores de stress relacionados com a gravidez e o parto e problemas de apoio social ou familiar.

A depressão pós-parto é subdiagnosticada e subtratada, apesar das suas graves consequências para a mãe e, sobretudo, para o desenvolvimento mental, emocional e social da criança.

2.2. Perturbação de stress pós-traumático :

A perturbação de stress pós-traumático (PTSD) é uma reação específica que se pode desenvolver numa pessoa que tenha testemunhado ou sido exposta a um ou mais acontecimentos traumáticos, como uma agressão sexual, um acidente de viação, um ato de terrorismo ou um combate militar. De acordo com os critérios de diagnóstico do DSM-5, o stress pós-traumático inclui: reviver, evitar, cognições e humor negativos e hiper-reatividade[26] . A PSPT pode ser diagnosticada logo um mês após a exposição ao acontecimento traumático.

A PTSD pode estar associada a perturbações mentais coexistentes, como a depressão e as perturbações de ansiedade.

MATERIAIS E MÉTODOS

I. Equipamento

1. Tipo de estudo :

Trata-se de um estudo transversal descritivo e analítico, realizado de 19 de fevereiro de 2023 a 19 de março de 2023, que incluiu mulheres que deram à luz na maternidade do Centro Hospitalar Universitário Hedi Chaker (CHU) de Sfax durante o período de 1 de julho de 2022 a 31 de dezembro de 2022.

2. População do estudo :

A fim de obter uma população homogénea, estabelecemos critérios de inclusão e de não inclusão.

2.1. Critérios de inclusão :

Incluímos no nosso estudo mulheres que tinham tido um parto distócico há pelo menos 3 meses. Definimos parto distócico como :

- Cesariana de emergência em caso de parto anormal.

- Entrega de instrumentos.

- Um parto vaginal complicado por distócia de ombros

2.1. Critérios de não-inclusão :

Não incluímos :

- Partos vaginais eutócicos sem complicações.

- Cesarianas programadas e cesarianas de emergência realizadas fora do trabalho de parto.

-Partos com uma apresentação distócica, tais como apresentações pélvicas, frontais e transversais.

-Nascimentos com menos de 3 meses de idade.

- Mulheres com antecedentes de patologia psiquiátrica, antecedentes de depressão ou de perturbação de stress pós-traumático antes do parto.

- partos prematuros - mães solteiras.

-mulheres que não puderam ser contactadas ou que se recusaram a participar no inquérito.

3. Tamanho da amostra :

Durante o nosso período de estudo, inscrevemos 60 mulheres que preenchiam os critérios de inclusão no serviço de maternidade do Hospital Universitário Hédi Chaker em Sfax.

II. Métodos :

1. Recolha de dados :

Inicialmente, os dados pessoais e médicos das pacientes foram recolhidos nos registos de nascimento e nos registos obstétricos do serviço de ginecologia-obstetrícia do Hospital Universitário Hedi Chaker de Sfax.

Em segundo lugar, realizámos uma entrevista telefónica com as mulheres depois de obtermos o seu consentimento para participar no estudo.

Elaborámos um formulário de recolha de dados que inclui :

1.1.Dados recolhidos dos registos médicos :

Foram comunicadas informações sobre a paciente (idade, antecedentes, idade gestacional e paridade), o curso da gravidez em questão, a duração do trabalho de parto, qualquer cesariana de emergência ou extração instrumental, as suas indicações e quaisquer complicações pós-parto.

1.2.O questionário:

Tratava-se de um questionário anónimo redigido em francês e traduzido para árabe durante a entrevista telefónica. O questionário permitia relatar :

- identificação da mulher (7 itens)

- experiência da gravidez atual (6 itens)

- A experiência de parto da mulher (8itens)

- Experiências do período pós-parto (2 itens)

- Alterações na relação mãe-bebé, na relação conjugal e nas relações familiares após o parto (7 itens)

1.3.Escala de Depressão Pós-Natal de Edimburgo (Anexo 1) Para avaliar a depressão pós-natal, utilizámos a versão árabe validada da Escala de Depressão Pós-Natal de Edimburgo[27,28] .

Esta escala tem 10 itens. Para cada item, a resposta mais próxima do que o participante sentiu está sublinhada.

As categorias de resposta estão assinaladas com 0, 1, 2 e 3.

Os itens 1, 2 e 4 estão marcados com 0, 1, 2 e 3.

Os itens 3, 5, 6, 7, 8, 9 e 10 estão marcados com 3, 2, 1 e 0.

O total é calculado através da soma dos resultados dos dez itens. Para a versão árabe validada[28] , foi permitido um limiar de 13 ou mais.

1.4.A escala de perturbação de stress pós-traumático (Anexo 2) :

Para avaliar o stress pós-traumático após o parto, utilizámos a IMPACT OF EVENTS SCALE- Revised (IES-R)[29] , traduzida para árabe.

Esta escala é composta por 22 itens. Está dividida em 3 subescalas de sintomas pós-traumáticos:

Reviviscência (8 itens): 1, 2, 3, 6, 9, 14, 16, 20

Evitamento (8 itens): 5, 7, 8, 11, 12, 13, 17, 22

Ativação psicofisiológica (6 itens): 4, 10, 15, 18, 19, 21[30] .

Cada item é classificado de 0 ("de modo algum") a 4 ("extremamente"). O total é calculado através da soma dos resultados de todos os itens. As pontuações variam de 0 a 88, com um limiar de 33 ou mais.

2. Considerações éticas :

Obtivemos o consentimento livre dos participantes, informando-os dos objectivos do nosso estudo antes de iniciar a recolha de dados.

3. Introdução e análise de dados :

Os formulários preenchidos foram introduzidos no programa SPSS (Statistical Package for the Social Sciences) versão 20. Para as variáveis quantitativas, foram estimadas as médias com os respectivos desvios-padrão e as medianas com os valores mínimos e máximos, após verificação da normalidade da distribuição através do teste de Kolmogorov-Smirnov. As variáveis qualitativas foram expressas em números e percentagens.

Para o estudo analítico, foram utilizados modelos de regressão logística univariada e multivariada para estudar as correlações. O limiar de significância estatística foi fixado num valor de p inferior a 0,05.

RESULTADOS

I. Estudo descritivo

1. Características das parturientes

1.1. Idade

A idade média das nossas parturientes foi de 29,1 anos, com um desvio padrão de 4,6 [19-40 anos]. A distribuição das parturientes por faixa etária é mostrada na Figura 1.

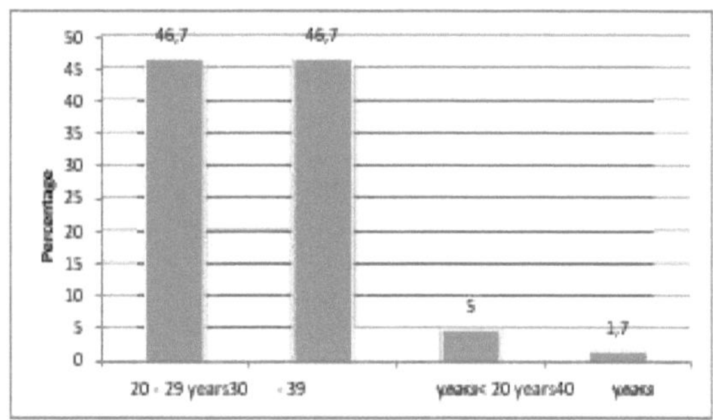

Figura 1: Distribuição das parturientes por faixa etária.

1.2. Origem

Nossas parturientes eram de origem urbana em 42 casos (70%) e de origem rural em 18 casos (30%) (Figura 2).

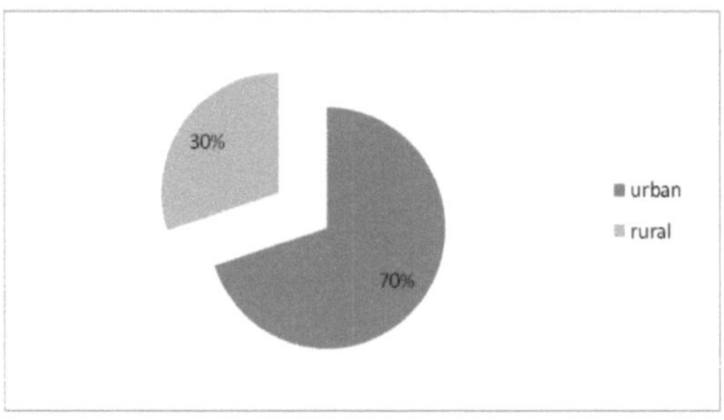

Figura 2: Distribuição das parturientes por origem

1.3.Nível de estudos

As parturientes tinham completado o ensino secundário em 45% dos casos
(Figura 3).

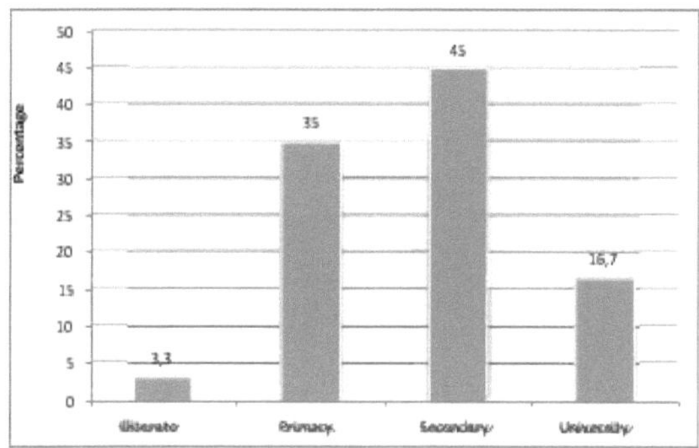

Figura 3: Distribuição das parturientes por nível de escolaridade.

1.4. Situação

As donas de casa representaram 56,7% da série (Figura 4).

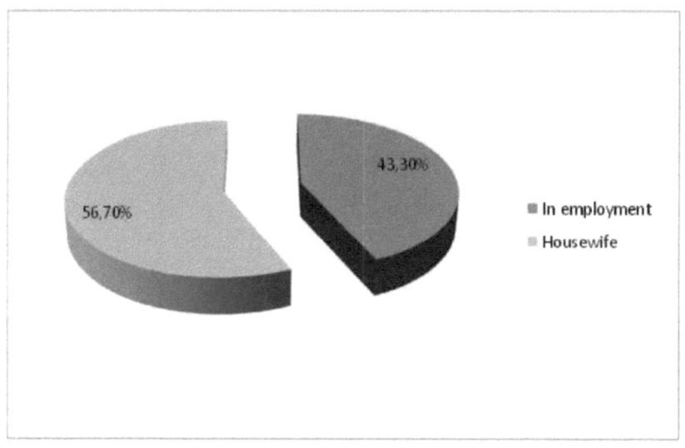

Figura 4: Distribuição das parturientes por situação profissional.

1.5.Nível socioeconómico

A maioria das parturientes (90%) tinha um estatuto socioeconómico médio (Figura 5).

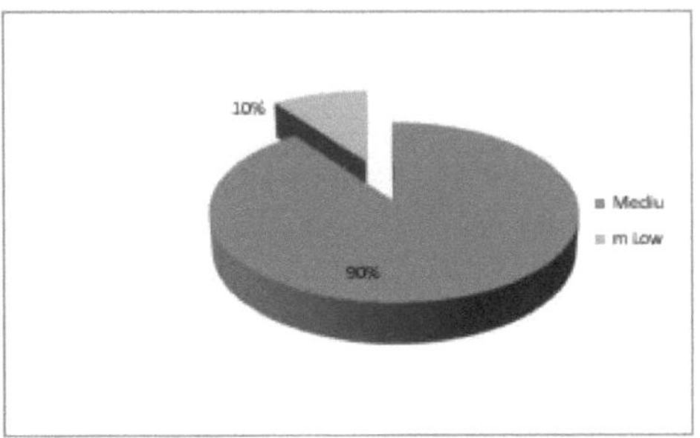

Figura 5: Distribuição das parturientes de acordo com o nível socioeconómico.

2. História ginecológica e obstétrica das parturientes

2.1.Gestité e paridade :

As primigestas representaram 65% da casuística. Além disso, foram primíparas em 71,7% dos casos (Figura 6).

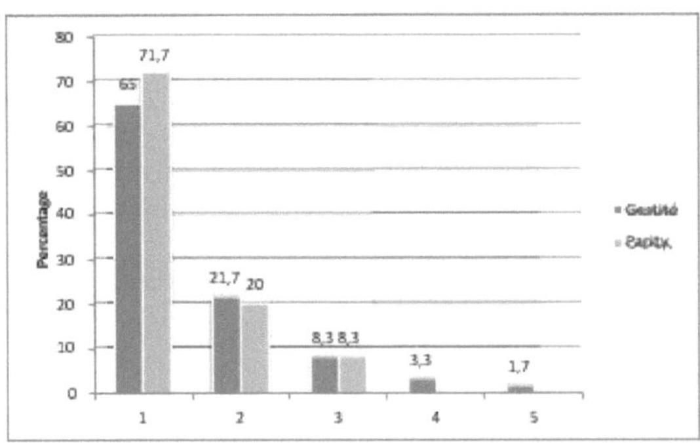

Figura 6: Distribuição das parturientes de acordo com a idade gestacional e paridade.

2.2. História ginecológica :

A história ginecológica das nossas parturientes é apresentada na Tabela I.

Tabela I: Distribuição das parturientes de acordo com os antecedentes ginecológicos.

	Força de trabalho	Percentagem
Aborto espontâneo	7	11,7%
Gravidez extra-uterina	1	1,7%
Morte fetal no útero	1	1,7%

2.3. Julgamento dos nascimentos anteriores :

Das 17 parturientes que tiveram um parto anterior, 10 sentiram-se satisfeitas com a sua experiência de parto, 4 sentiram que o seu parto foi insatisfatório e 3 ficaram insatisfeitas.

3. Características da gravidez atual :

3.1 Gravidez :

A gravidez foi desejada na maioria dos casos (81,7%) (Figura 7).

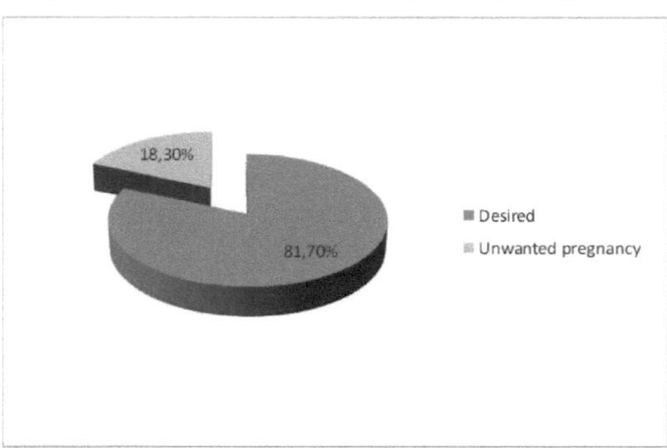

Figura 7: Distribuição das parturientes de acordo com o desejo de engravidar.

3.2. Acompanhamento da gravidez :

A gravidez foi bem monitorizada em 76,7% dos casos (Figura 8).

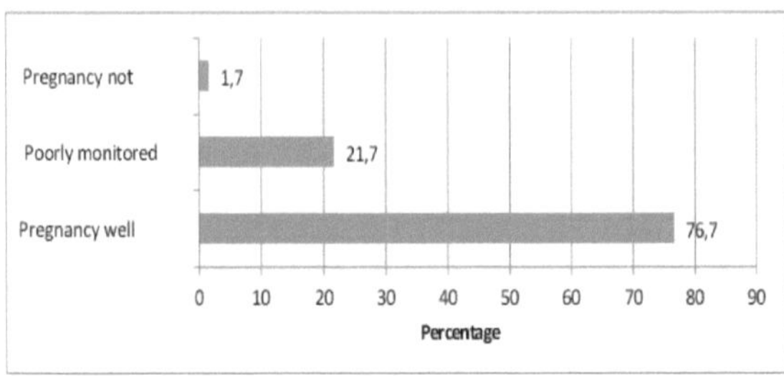

Figura 8: Distribuição das parturientes de acordo com o seguimento da gravidez.

3.3. Preparação para o parto :

Nem todas as parturientes entrevistadas tinham participado em sessões de preparação para o parto.

3.4. Fontes de informação sobre o parto :

As fontes de informação sobre o parto relatado foram a família e os amigos da mulher em quase metade dos casos (48,3%). Não foram obtidas informações para 18,3% das parturientes (Figura 9).

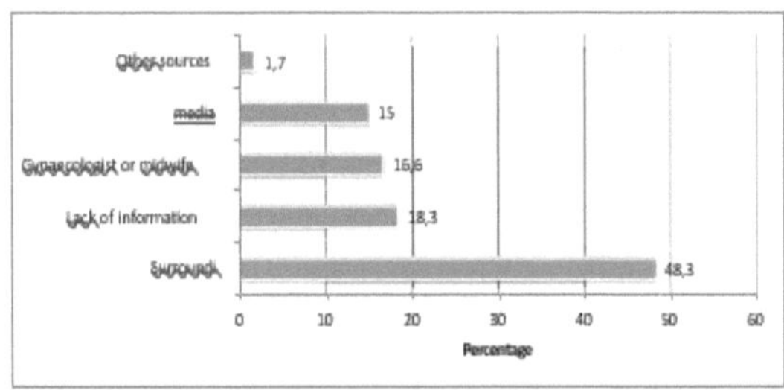

Figura 9: Distribuição das parturientes segundo as fontes de informação sobre o parto.

3.5. Complicações da gravidez :

Quase metade de todas as gravidezes (55%) foram concluídas sem complicações (Figura 10).

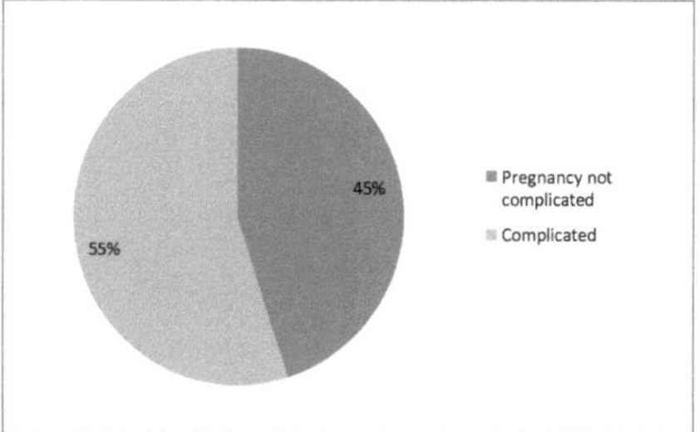

Figura 10: Distribuição das parturientes de acordo com a presença de disgravidia.

3.6. Hospitalização durante a gravidez atual :

Em 75% dos casos, as parturientes não foram hospitalizadas durante a gravidez.

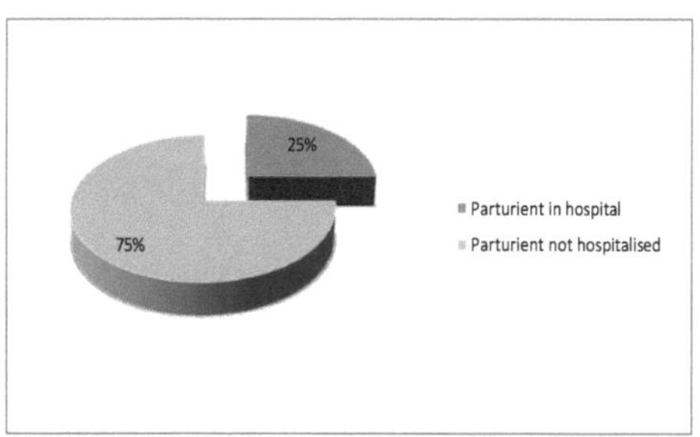

Figura 11: Distribuição das parturientes de acordo com a hospitalização durante a gravidez atual.

4. Experiência de parto :

4.1. Trabalho de acionamento :

O parto foi espontâneo em 73,3% dos casos (Figura 12).

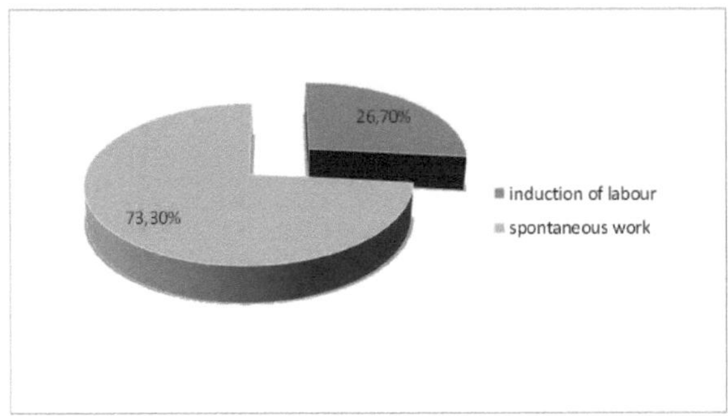

Figura 12: Distribuição das parturientes de acordo com a indução do trabalho de parto.

4.2. Horário de trabalho :

O trabalho de parto foi longo em 58,3% dos casos (Figura 13).

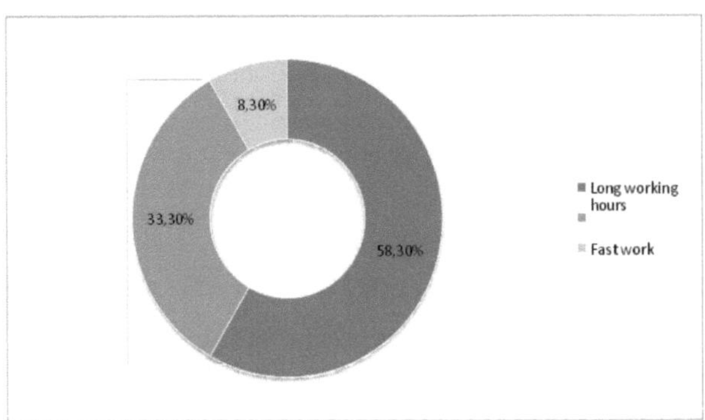

Figura 13: Distribuição das parturientes de acordo com a duração do trabalho de parto.

4.3. Método de entrega :

O parto foi instrumental em 56,7% dos casos, e as cesarianas de emergência representaram 38,3% da casuística (Figura 14).

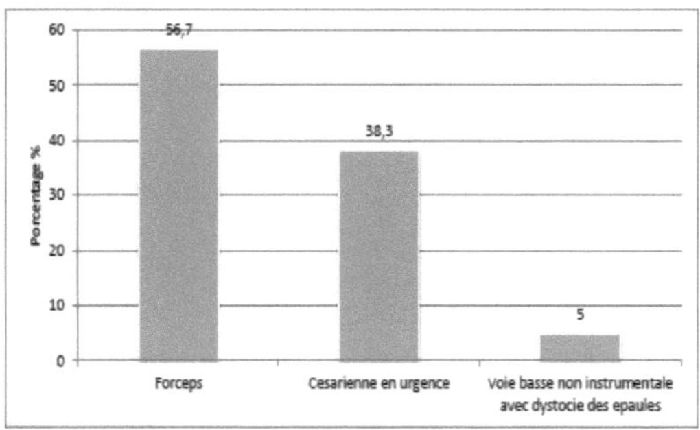

Figura 14: Repartição das mulheres por modo de parto.

4.4. Indicações obstétricas :

O parto com fórceps foi indicado por cansaço materno ou esforço expulsivo insuficiente em 41,2% dos casos. Por outro lado, 65,2% das cesarianas foram indicadas por falha na pega (Quadro II).

Tabela II: Distribuição das parturientes de acordo com a indicação para cesariana ou fórceps.

Modo entrega	Indicação	Número de trabalhadores (n)	Percentagem (%)
Fórceps (n= 34)	Fadiga materna / expulsiva esforços expulsivos insuficientes	14	41,2
	Não há aumento de apresentação	12	35,3
	Sofrimento fetal agudo expulsão	8	23,5
Urgência de cesariana (n=23)	Falta de empenhamento	15	65,2
	Estagnação do dilatação	6	26
	Sofrimento fetal agudo	2	8,7

4.5. Informações sobre o procedimento / decisão obstétrica :

Em 45% dos casos, as parturientes consideraram que não tinham sido suficientemente informadas sobre o procedimento efectuado ou sobre a decisão tomada (Figura 15).

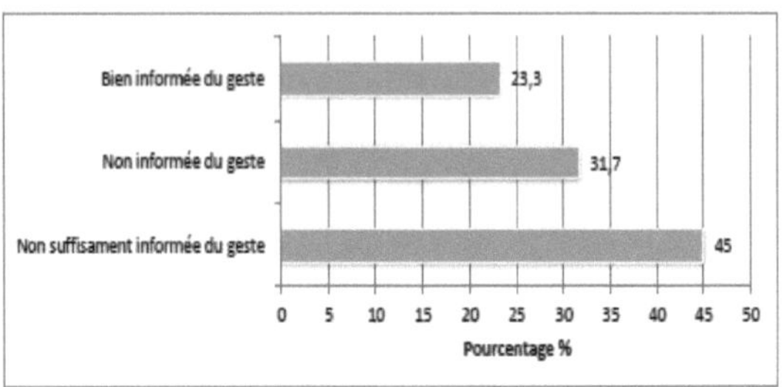

Figura 15: Avaliação pelas parturientes da informação sobre o procedimento obstétrico ou a decisão tomada.

4.6.Reação da parturiente ao procedimento :

A emoção mais frequentemente expressa (55%) f o i a   ansiedade em relação ao procedimento que estava a ser realizado. (Figura 16).

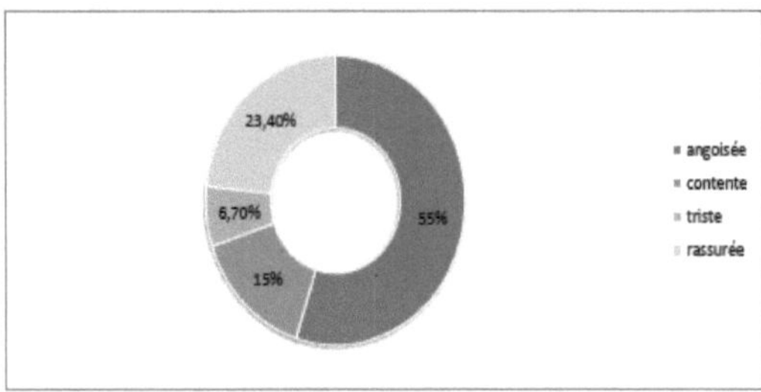

Figura 16: Distribuição das parturientes de acordo com a sua reação ao procedimento realizado.

4.7.Anestesia :

A anestesia Rachid foi utilizada em 35% das parturientes. Nenhum anestésico foi utilizado em 36,7% das parturientes durante a extração instrumental ou episiotomia (Figura 17).

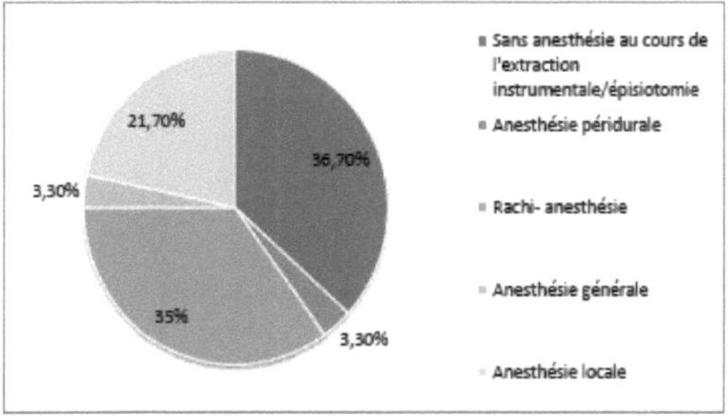

Figura 17: Distribuição das parturientes de acordo com o tipo de anestesia.

4.8. Opinião das parturientes sobre as práticas violentas durante o parto :

O abuso verbal foi relatado por 41,7% das parturientes. Parece que 28,3% das parturientes não sentiram que tinham sido sujeitas a violência durante o parto (Figura 18).

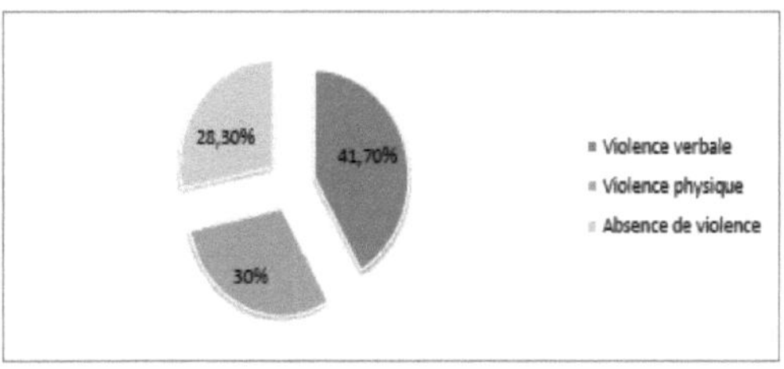

Figura 18: Avaliação das parturientes sobre práticas violentas durante o parto.

4.9. A opinião das parturientes sobre a equipa de saúde :

Das parturientes interrogadas, 38,3% sentiram-se apoiadas pela equipa de saúde. As parturientes sentiram que a sua privacidade não foi respeitada em 38,3% dos casos e que a sua dor não foi tida em consideração em 43,3% dos casos (Figura 19).

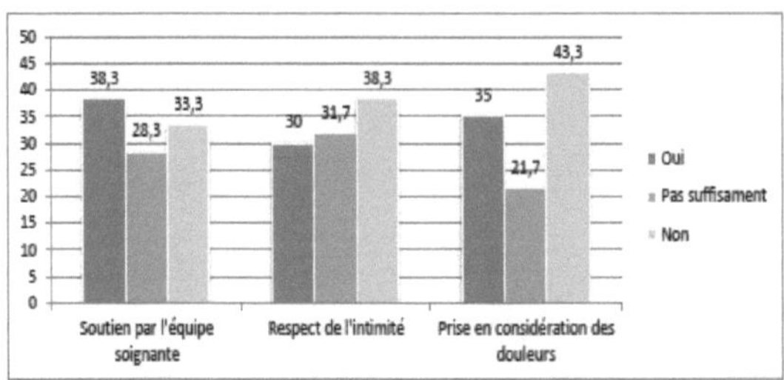

Figura 19: Distribuição das parturientes de acordo com a sua opinião sobre a equipa de cuidados de saúde.

4.10.Complicações do parto :

As complicações maternas foram as lacerações perineais em 55,6% dos casos. Para o recém-nascido, a complicação mais frequente foi o sofrimento neonatal (54%) (Tabela III).

Tabela III: Distribuição das parturientes de acordo com as complicações do parto.

	Complicação	Força de trabalho	Percentagem
Complicação jardim de infância (n=18)	Laceração perineal	10	55,6
	Inércia uterina	8	44,4
Complicação neonatal (n= 26)	Angústia neonatal	14	54
	Lesões oculares	5	19,2
	Paralisia facial	3	11,5
	Hematoma subdural	3	11,5
	Morte neonatal	1	3,8

4.11. Avaliação global da experiência de parto pelas parturientes :

A avaliação que as parturientes fazem da sua experiência de parto, através de uma pontuação de 0 a 10, é apresentada no Quadro IV.

Quadro IV: Avaliação das parturientes sobre a sua experiência de parto.

	Mediana	Tipo de propagação	extremos
Notas de entrega	5	2,9	[0 - 10]
Avaliação da sensação de medo durante o parto	10	2,3	[0 - 10]
Avaliar a qualidade dos cuidados de saúde	6 ,5	2,9	[0 - 10]

5. Impacto psicológico do parto :

5.1. Pós-parto imediato :

O sentimento mais expresso pelas mulheres (38,4%) foi o de reconhecimento (Figura 20).

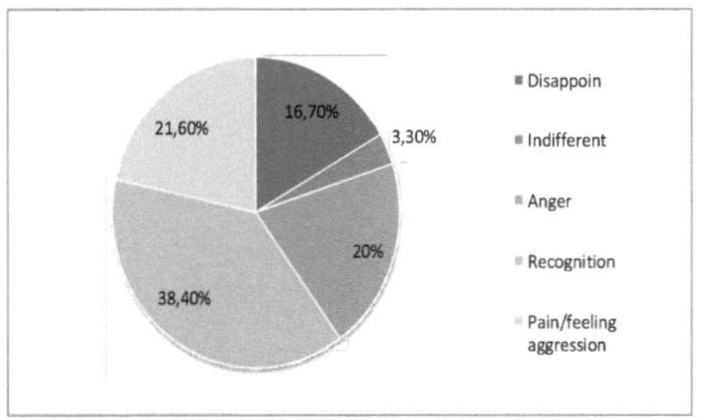

Figura 20: Distribuição das mulheres de acordo com os sentimentos no período pós-parto imediato.

5.2. Relação mãe-bebé :

A maioria das mulheres (81,7%) tinha amamentado o seu bebé. Além disso, no que diz respeito à avaliação da relação mãe-bebé, a maioria das mulheres (80%) referiu apreciar o seu bebé (Figura 19).

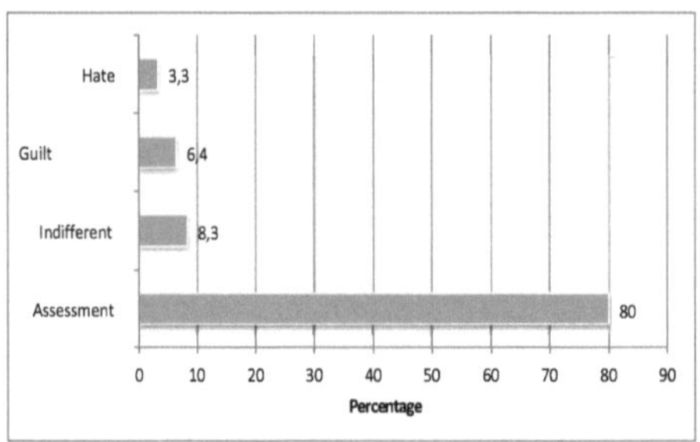

Figura 21: Distribuição das mulheres de acordo com a sua opinião sobre a relação com o seu bebé.

5.3. Relação conjugal :

Após o parto, 45% das mulheres notaram uma melhoria na sua relação conjugal (Figura 20).

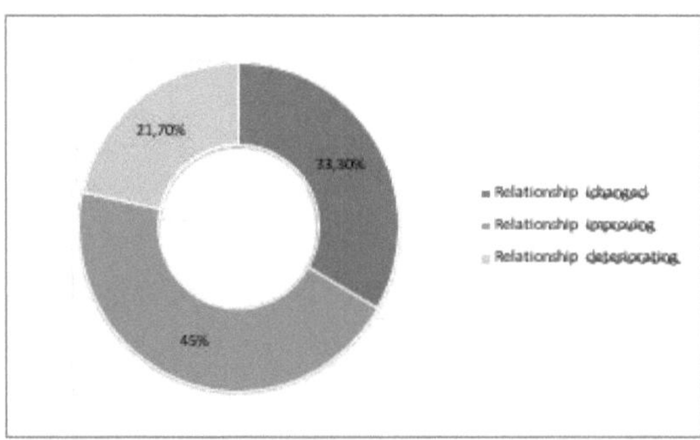

Figura 22: Repartição das mulheres por mudanças na sua relação conjugal.

5.4.Relação familiar :

Após o parto, 43,3% das mulheres mantiveram inalteradas as relações com os seus entes queridos (Figura 23).

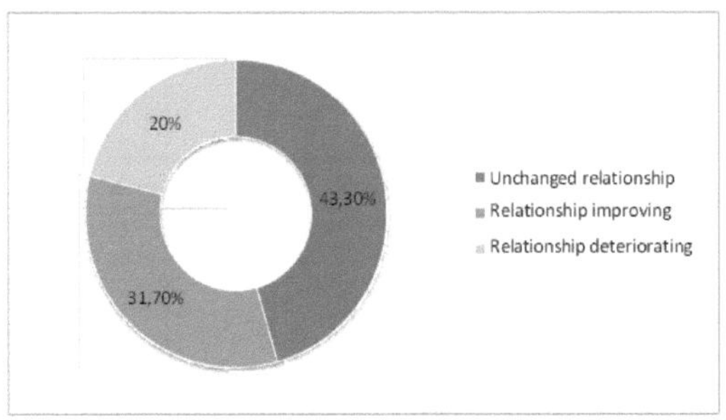

Figura 23: Repartição das mulheres de acordo com a sua relação com as pessoas mais próximas e queridas.

5.5. A vida sexual das mulheres :

Em 38,3% dos casos, as mulheres referiram uma vida sexual semelhante à que tinham antes do parto. (Figura 24).

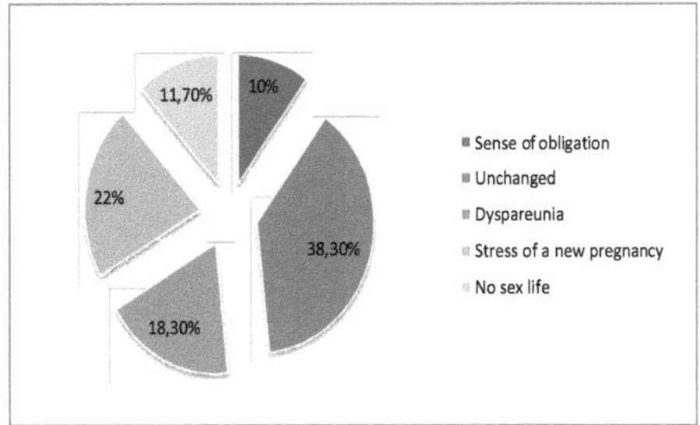

Figura 24: Distribuição das mulheres de acordo com as mudanças na sua vida sexual após o parto.

5.6. Pontuação da perturbação de stress pós-traumático de acordo com a escala IES-R :

A pontuação média da PTSD foi de 29,8, com um desvio padrão de 14,8 [4-65]. Uma pontuação superior a 33, indicando perturbação de stress pós-traumático, foi observada em 41,7% das mulheres, 35% das quais tinham uma pontuação superior ou igual a 37, indicando PTSD grave (Figura 25).

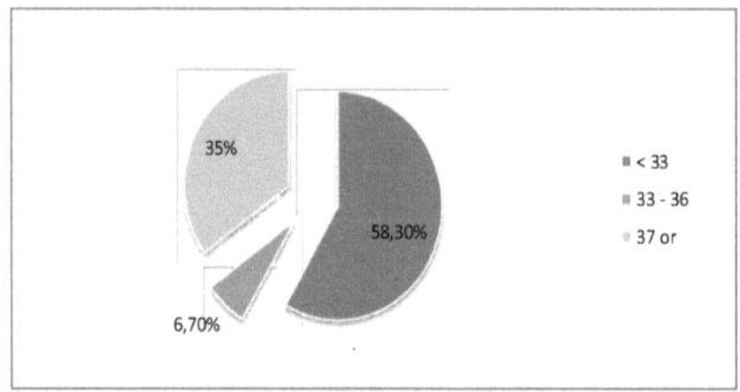

Figura 25: Repartição das mulheres por pontuação de PTSD.

5.7. Pontuação da depressão de acordo com a Escala de Depressão Pósparto de Edimburgo :

A pontuação média de depressão foi de 11,8 com um desvio padrão de 7,3 [2 - 30]. Uma pontuação maior ou igual a 13, indicando depressão pós-parto, foi observada em 46,7% das mulheres (Figura 26).

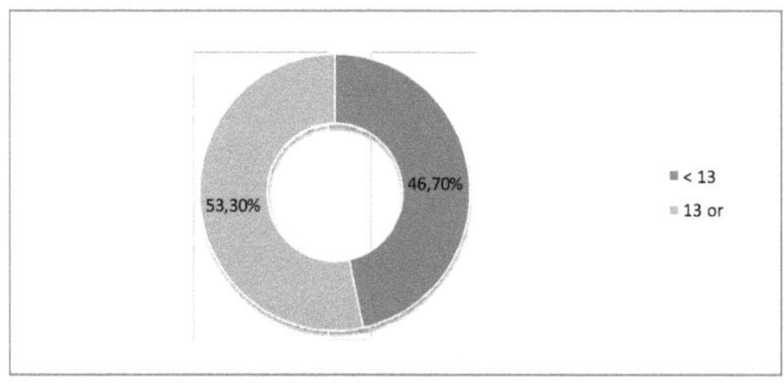

Figura 26: Distribuição das mulheres de acordo com a pontuação da depressão pós-parto.

5.8. Apoio psicológico :

Em 55% dos casos, as mulheres procuraram ajuda junto de familiares e amigos (Figura 27).

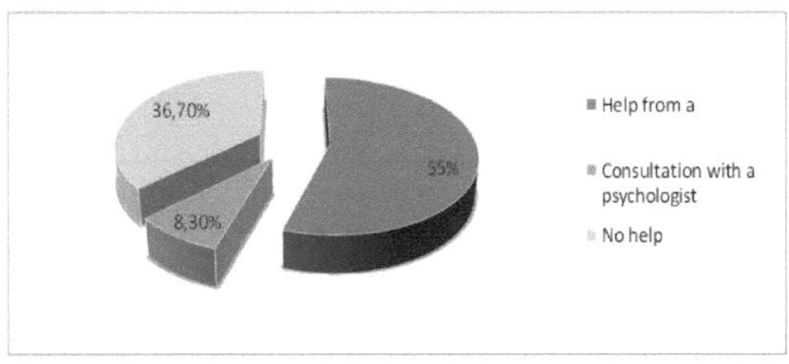

Figura 27: Repartição das mulheres por pedido de ajuda.

No que respeita às mulheres que procuraram ajuda, 48,3% referiram uma melhoria, 11,7% mostraram-se indiferentes e as restantes (3,3%) referiram um agravamento do seu estado.

5.9. Causa da distócia segundo a mulher :

As mulheres pensavam que a distócia experimentada era um fenómeno fisiológico do parto em 38,3% dos casos (Figura 28).

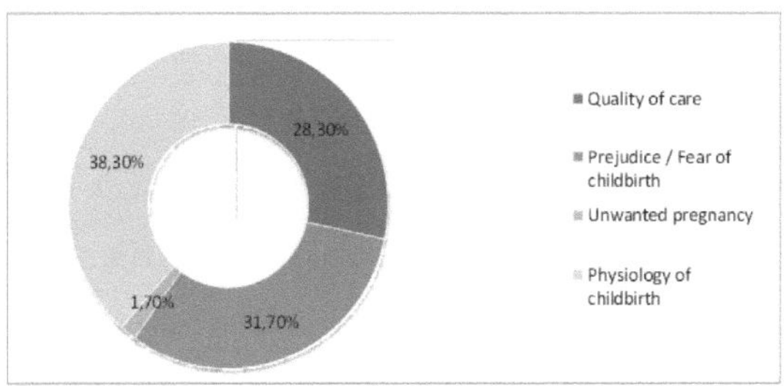

Figura 28: Distribuição das mulheres de acordo com a sua opinião sobre a causa da distócia registada.

5.10. Desejo de uma nova gravidez :

Quase metade das mulheres (51,7%) manifestou o desejo de voltar a engravidar. No entanto, 48,3% não o fizeram. Quanto à atitude a ser mudada para uma gravidez posterior, 25% das mulheres queriam ter uma preparação para o parto (Figura 27).

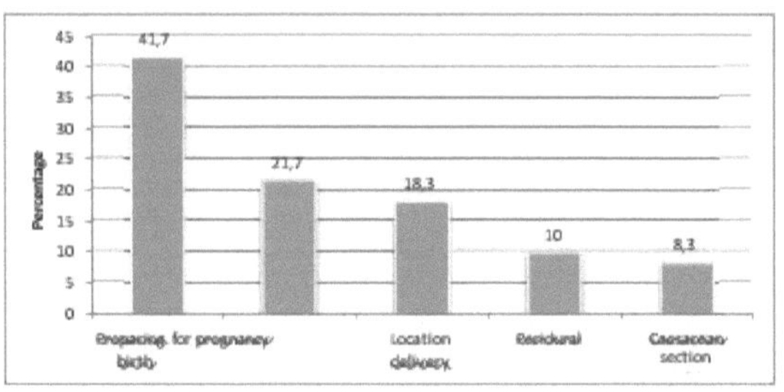

Figura 29: Distribuição das mulheres segundo a atitude de mudança para uma gravidez posterior.

II. Estudo analítico

1. Uni-análise

1.1. Factores associados ao stress pós-traumático em caso de parto obstruído:

A pontuação de PTSD foi mais elevada nas primíparas, com uma diferença significativa (OR=1,5 (0,4 - 2,3), p=0,03). Além disso, o escore foi significativamente maior se a paciente não se sentiu apoiada pela equipe de enfermagem (OR = 3,7 (1,2 - 10,6), p=0,016). A ausência de informação sobre o procedimento obstétrico aumentou significativamente o risco de PTSD (OR=1,2 (0,4 - 3,5), p=0,04), assim como a violência física ou verbal durante o parto (OR=1,8 (0,8 - 4), p=0,04). A ocorrência de complicações maternas após o parto também aumentou significativamente o risco de PTSD (OR=1,7 (1-3), p=0,04). A Tabela V apresenta os resultados da análise uni-variada dos factores associados à PTSD.

Tabela V: Perturbação de stress pós-traumático de acordo com as características das mulheres, a gravidez e a experiência do parto.

Fator	OR (intervalo de confiança de 95%) intervalo de confiança (IC))	p
Idade (=<30 anos versus >30 anos)	1,4 (0,5 - 4)	0,33
Origem (urbana ou rural)	1,2 (0,4 - 1,7)	0,48
Paridade (primíparas versus paridade >= 2)	1,5 (0,4 - 2,3)	0,03
Complicações da gravidez (sim ou não)	1,1 (0,4 - 3,1)	0,52
Acionamento (sim ou não)	1,1 (0.3 - 3,7)	0,5
Horário de trabalho (normal ou anormal)	0,9 (0,3 - 2,7)	0,53
Modo de parto (cesariana vs. cesariana) extração instrumental)	3,3 (1 - 10)	0,04
Informações sobre o procedimento efectuado (sim ou não)	1,2 (0,4 - 3,5)	0,04
Violência (sim ou não)	1,8 (0,8 - 4)	0,04
Apoio da equipa (sim ou não)	3,7(1,2 - 10,6)	0,016
Respeito pela privacidade (sim ou não)	2 (0,7 - 5,8)	0.13
Dor considerada (sim ou não)	2,8 (0,97 - 8,2)	0,05
Complicação materna (sim ou não)	1,7 (1 - 3)	0,04
Complicação neonatal (sim versus não)	0,5 (0,18 - 1,46)	0,16

1.2. Factores associados à depressão pós-parto (DPP) em caso de parto obstruído:

A pontuação PPD foi significativamente mais elevada se a doente sentiu que não foi apoiada pela equipa de cuidados de saúde durante o trabalho de parto e o parto (OR= 5 (1,64 - 15,25), p=0,004) ou que a sua dor não foi tida em consideração (OR= 3,9 (1,28 - 11,64), p= 0,014).Além disso, a pontuação foi significativamente mais elevada no caso de cesariana de emergência do que no caso de extração instrumental (OR=2,2 (1 - 4,7), p=0,014) e a violência física ou verbal durante o parto aumentou significativamente o risco de DPP (OR=2,04 (0,48 - 8,6), p=0,03). A Tabela VI apresenta os resultados da análise univariada dos factores associados à DPP.

Tabela VI: Depressão pós-parto de acordo com as características das mulheres, gravidez e experiência de parto.

Fator	OR (IC 95%)	p
Idade (:S30 anos versus >30 anos)	1,1 (0,3 - 3,06)	0,53
Origem (urbana ou rural)	1,2 (0,4 - 3,7)	0,5
Paridade (primíparas versus paridade 2)	0,7 (0,2 - 2,2)	0,4
Complicação da gravidez (sim ou não)	0,85 (0,3 - 0,4)	0,48
Acionamento (sim ou não)	1,1 (0,37 - 3,7)	0,5
Horário de trabalho (normal ou anormal)	0,9 (0,3 - 2,7)	0,53
Modo de parto (cesariana vs. cesariana) extração instrumental)	2,2 (1 - 4,7)	0,014
Informações sobre o procedimento efectuado (sim ou não)	2,2 (0,7 - 6,5)	0,11
Violência (sim ou não)	2,04 (0,48 - 8 ,6)	0,03
Apoio da equipa (sim ou não)	5 (1,64 - 15,25)	0,004
Respeito pela privacidade (sim ou não)	2,04 (0,7 - 5,8)	0,137
Dor considerada (sim ou não)	3,9 (1,28 - 11,64)	0,014
Complicação materna (sim ou não)	0,21 (0,06 - 0,7)	0,4
Complicação neonatal (sim versus não)	0,6 (0,24 - 1,9)	0,32

1.3. Relação entre TPS e PLR :

Verificou-se uma correlação estatisticamente significativa entre a ocorrência de PTSD e DPP (OR=80,6 (14,9 - 435,4), p<0,001) (tabela VII).

Quadro VII: Correlação entre o SPT e o DPP.

	OR (95% confidence interval)	p
Correlation between PLR (score	80,6 (14,9 - 435,4)	<0,001

2. Análise múltipla

2.1. Factores independentes associados à PTSD em partos distócicos

A análise multivariada não revelou nenhum fator independente associado à PTSD após o parto distócico (Tabela VIII).

Quadro VIII: Análise multivariada dos factores associados à PTSD

Fator	OR (IC 95%)	p
Paridade (primíparas versus paridade 2)	1,6 (0,4 - 7,7)	0,4
Modo de parto (cesariana versus extração) instrumental)	1,3 (0,5 - 1,6)	0,2
Informações sobre o procedimento efectuado (sim ou não)	1,3 (0,04 - 2)	0,3
Violência (sim ou não)	1,6 (0,13 - 2,6)	0,5
Consideração da dor (sim ou não)	1,2 (0,15- 5,4)	0,3
Apoio da equipa (sim ou não)	2,6 (0,7 - 8,6)	0,1
Complicações maternas do parto (sim versus não)	1,2 (0,6 - 1,1)	0,3

2.2. Factores independentes associados à DPP no parto distócico.

Na análise multivariada, o único fator independente associado à DPP foi o julgamento do doente de não ser apoiado pela equipa de enfermagem (p=0,03) (tabela IX).

Tabela IX: Análise multivariada dos factores associados à DPP

Fator	OR (IC 95%)	p
Modo de parto (cesariana versus extração) instrumental)	0,6 (0,1 - 3,2)	0,5
Violência (sim ou não)	0,7 (0,17 - 3,1)	0,7
Apoio da equipa (sim ou não)	3,6 (1 - 11)	0,03
Consideração da dor (sim ou não)	2,1 (0,4 -10,6)	0,3

I. Características epidemiológicas e obstétricas

1. Idade

No nosso estudo, a idade média foi de 29,1 anos [19-40 anos]. As faixas etárias mais frequentes foram 20-29 (46,7%) e 30-39 (47,6%). Por outro lado, no estudo de Kjaergaard et al, o grupo etário acima dos 35 anos foi o mais frequente nos casos de parto distócico[31] . O estudo publicado por Waldenström et al. também mostrou que a idade superior a 40 anos foi mais frequente nos casos de parto distócico[32] .

Na série de Dimassi et al. que estuda a experiência de parto das mulheres tunisinas, a idade média das parturientes é de 30,4 anos[33] . De facto, esta é a idade da atividade sexual intensa no nosso país e, portanto, da procriação, o que pode explicar a discrepância entre os nossos resultados e os relatados na literatura.

2. Paridade

A primiparidade tem sido referida como um fator de risco para o parto distócico. No estudo de Selin et al.[34] , as primíparas representaram 77,5% das pacientes com parto distócico, com um risco significativamente maior do que as multíparas (p<0,001). Também na série de Sheiner et al, a maioria das pacientes eram primíparas e o risco de distócia aumentou significativamente no caso de primiparidade (OR = 3,8, 95% CI 3,3-4,3)[35] . No nosso estudo, da mesma forma, as primíparas representaram 71,7% da casuística.

3. Complicações da gravidez

No nosso estudo, 55% das gravidezes não foram complicadas e 75% das mulheres não foram hospitalizadas durante a gravidez. Por outro lado, Sheiner et al. referiram que as parturientes com complicações na gravidez, tais como hipertensão arterial ou hidrâmnios, estavam em maior risco de parto distócico[35] . Uma revisão da literatura também referiu que o risco de distócia aumentava em gravidezes complicadas por anomalias fetais, como a macrossomia .[36]

4. Modo de trabalho

O trabalho de parto foi espontâneo em 73,3% das parturientes que tiveram um parto distócico na nossa série. Neste contexto, Boulvain et al. referiram que a indução do trabalho de parto reduziu significativamente o risco de distócia (p=0,004)[37] . Sanchez et al. também demonstraram que o trabalho de parto induzido estava associado a uma menor taxa de cesarianas de emergência (20,1% versus 22,0%, OR 0,88; IC 95% 0,78, 0,99)[38] .

II. Experiências de parto

Em nosso estudo, 45% das parturientes disseram não ter sido informadas sobre o procedimento e 55% das parturientes relataram ansiedade sobre a experiência do parto. No período pós-parto imediato, 58,3% das mulheres expressaram sentimentos negativos, como deceção, raiva e dor. No estudo tunisino de Dimassi, 48,5% das mulheres consideraram o parto uma experiência traumática, especialmente as condições na sala de partos[33] . Em contrapartida, um estudo realizado por Boorman et al. na Austrália registou apenas 19,7% de experiências de parto traumáticas[39] . No entanto, a taxa registada por Alcorn et al foi de 45,5%[40] .

Embora alguns autores, como Tham et al, tenham afirmado que o parto, qualquer que seja o seu resultado, pode ser uma experiência traumática[41] , é necessário considerar as condições do parto para garantir que este acontecimento significativo se realize sem consequências negativas para a parturiente.

III. Perturbação de stress pós-traumático (PTSD) e depressão pós-parto (PPD) após parto distócico.

Durante o período pós-parto, as mulheres são particularmente vulneráveis a uma grande variedade de perturbações psicológicas, e este risco pode ser aumentado no caso de um parto difícil. No nosso estudo, avaliámos o impacto psicológico do parto obstruído em termos de PTSD e/ou PPD.

1. Prevalência

1.1. Perturbação de stress pós-traumático

O nosso estudo encontrou uma prevalência de 41,7% de PTSD pós-parto, e 35% das mulheres apresentaram PTSD grave após um parto distócico. Tem sido referido na literatura que a PTSD pode ocorrer após um parto traumático[42] . Neste contexto, vários estudos avaliaram a prevalência de PTSD: o mais recente foi realizado por Montmasson et al. e publicado em 2020, que encontrou uma prevalência de 13,6% de PTSD pós-parto, em parte explicada pelo facto de a sua amostra ser constituída apenas por mulheres primíparas[43] .

Além disso, o estudo de Yildiz et al, publicado em 2017, registou uma prevalência de 18,5% numa amostra dita de "alto risco" e uma prevalência de 43% aos 4 meses, num período que vai do pós-parto imediato aos 14 meses após o parto[44] .

As variações de prevalência entre os diferentes estudos e a taxa observada na nossa série podem ser explicadas pela variabilidade dos critérios de inclusão entre os estudos (não inclusão de mulheres com antecedentes de patologia psiquiátrica ou depressão pré-natal, inclusão de mulheres que tiveram um parto distócico há pelo menos 3 meses).

1.2. Depressão pós-parto

No nosso estudo, verificámos que 53,3% das mulheres tinham experienciado DPP. A ocorrência de DPP foi significativamente correlacionada com uma pontuação elevada de PTSD (p<0,001). De acordo com o estudo de Stander et al, publicado em 2014, as duas perturbações podem resultar de uma vulnerabilidade comum ou de factores de risco comuns[45] . Outro estudo, de Contractor et al, publicado em 2018, explicou a comorbilidade entre PTSD e depressão em parte por uma relação causal entre as duas perturbações, de tal forma que o desenvolvimento de PTSD pode levar à depressão ou vice-versa[46] .

Num estudo tunisino publicado em 2014 por Masmoudi et al, a percentagem de ocorrência de depressão após oito semanas de parto foi de 12,6%[47] .

De acordo com a literatura, a prevalência da DPP varia de 10 a 20%, com uma prevalência média de 13%[48,49] .

Estes resultados não foram consistentes com os registados no nosso estudo. De facto, os outros estudos tinham uma amostra maior e mais diversificada, enquanto o nosso estudo se limitou a mulheres que tiveram um parto distócico, o que, na opinião das mulheres, foi um evento traumático e um fator importante associado à depressão pós-parto.

2. Factores associados à PTSD e à PPD após um parto obstruído

2.1. Factores ligados às características da população em estudo

• Idade

O nosso estudo revelou que a idade média das parturientes era de 29,1 anos. O estudo analítico não mostrou diferença significativa entre a idade e a ocorrência de PTSD ou PPD (p=0,33 e p=0,53, respetivamente). Da mesma forma, uma série tunisina de 2014 que investigou a depressão pós-parto em 302 mulheres relatou que a faixa etária mais comum era de 25-35 anos[47] . Outro estudo efectuado por Levinson et al. nos Estados Unidos referiu que o risco de perturbações depressivas pós-parto aumentava com a idade materna mais jovem[50] . Além disso, outro estudo realizado por Carina et al. mostrou que o risco de desenvolver PTSD aumentava com a idade materna[51] .

• Características socioeconómicas

No nosso estudo, 45% das mulheres tinham completado o ensino secundário, 56,7% eram donas de casa e 90% das parturientes tinham um estatuto socioeconómico médio. A origem urbana ou rural não teve impacto estatisticamente significativo na ocorrência de PTSD (p=0,48) ou PPD (p=0,5). Um estudo tunisino realizado por Masmoudi et al.[47] referiu que o baixo estatuto socioeconómico e o baixo nível de escolaridade eram factores de risco para o desenvolvimento de blues pós-parto. Este estudo também referiu que as mulheres com um baixo nível socioeconómico tinham maior probabilidade de desenvolver depressão pós-parto. Além disso, de acordo com C. Vedeler et al, as mulheres com baixo estatuto socioeconómico, com menos do que o ensino superior e donas de casa estavam mais expostas a experiências negativas durante o trabalho de parto e o nascimento[52] .

• Género e paridade :

As primigestas representaram 65% da nossa casuística e 71,7% das pacientes eram primíparas. Na análise univariada, a primiparidade foi um fator associado ao TEPT nos casos de parto distócico (p=0,03). Na análise multivariada, as primíparas apresentaram maior risco de TEPT, mas a diferença não foi estatisticamente significativa (OR=1,6, p=0,4). Por outro lado, a primiparidade não pareceu correlacionar-se com o risco de DPP no nosso estudo. Os nossos resultados foram consistentes com os relatados na literatura. De facto, os estudos realizados por Angelini et al, D. Ertan et al e M. Modarres et al sugerem que a maioria das mulheres que desenvolvem PSPT após um parto traumático são primíparas[51,53,54] .

2.2. Factores ligados ao parto

• **Método de entrega :**

No nosso estudo, a realização de uma cesariana de emergência durante o trabalho de parto pareceu estar mais associada à PTSD e à PPD do que a utilização de extração instrumental no final do trabalho de parto na análise univariada (p=0,04 e p=0,014, respetivamente). Na análise multivariada, a cesariana de emergência foi associada a um maior risco de PTSD, mas a correlação não foi estatisticamente significativa (OR= 1,3, p= 0,2). De acordo com J. Carter et al. o modo de parto foi significativamente correlacionado com os sintomas maternos de PTSD[55] . Outro estudo de Ertan et al. realizado em 2021 avaliou a PTSD relacionada com o parto utilizando a CBTS (The City Birth Trauma Scale) e demonstrou que as mulheres que tiveram uma cesariana de emergência apresentavam as pontuações mais elevadas de PTSD, seguidas das que tiveram partos a vácuo e com fórceps[53] .O estudo de Lei Sun et al. referiu que o modo de parto teve um impacto significativo na prevalência de PPD pós-parto[56] . Ao comparar a prevalência da cesariana de emergência e do parto vaginal, este estudo mostrou que as mulheres que tiveram uma cesariana de emergência tinham um maior risco de desenvolver DPP.

• **Informações sobre o procedimento**

Cerca de metade das mulheres (45%) considera que não foi suficientemente informada sobre o procedimento ou a decisão tomada. Para além disso, a emoção mais frequentemente expressa (55%) foi a ansiedade em relação ao procedimento. Este julgamento de não ter sido informada sobre o procedimento efectuado teve um impacto significativo na ocorrência de PTSD (p=0,04) mas não na PPD (p= 0,11). No entanto, de acordo com 1. Dupré, não houve uma relação direta entre o facto de não ter sido informada durante a gravidez ou o parto e a experiência global das pacientes no parto e nascimento[20] . Por outro lado, o mesmo estudo refere que as parturientes que estavam ansiosas aquando do anúncio tiveram uma experiência mais negativa, e que as pacientes que foram informadas durante o trabalho de parto sobre as possibilidades futuras do seu parto se sentiram mais confiantes e tiveram mais controlo sobre o evento. Neste contexto, Carter et al. demonstraram que os cuidados compassivos e a inclusão das mulheres nos processos de tomada de decisão podem ter um impacto na redução dos sentimentos de ansiedade e do medo do parto[55] . Nyberg et al. também demonstraram que um grupo de mulheres que sofria de PTSD pós-natal acreditava que a falta de apoio e de controlo durante o parto tinha causado a sua PTSD[57] .

- **Apoio da equipa de cuidados**

Apenas 38,3% das mulheres se sentiram apoiadas pela sua equipa de cuidados. Esta falta de apoio da equipa de cuidados foi associada a um maior risco de PTSD (p=0,016) e de PPD (p=0,004) na análise univariada. Na análise multivariada, a ausência de apoio da equipa de cuidados foi um fator independente associado à DPP (p=0,03). O estudo de F. Viirman et al. demonstrou que a falta de confiança, de apoio e de informação, bem como a exclusão da mulher do seu plano de parto, não respeitando a sua escolha, podem estar na origem de uma experiência de parto negativa, sendo esta última uma das principais causas de PSPT[58] . Van Heumen et al. demonstraram que as mulheres que receberam apoio se sentiram protegidas e apoiadas face a possíveis complicações, inconvenientes ou dúvidas, o que reduziu o risco de stress durante o período pós-parto[59] .

Além disso, o estudo de Vera A Yakupova et al. mostrou que as mulheres que receberam um bom apoio durante o parto por parte do parceiro, das parteiras e de outro pessoal de saúde estavam mais satisfeitas com o seu parto[60] . Esta satisfação desempenha um papel importante na redução do risco de DPP.

• **Violência durante o parto**

Os nossos resultados mostraram que 41,7% das mulheres referiram violência verbal e 30% referiram violência física. Esta noção de violência durante o parto foi significativamente correlacionada com a ocorrência de PTSD (p=0,04) e PPD (p=0,03) na análise univariada, embora esta correlação não tenha sido significativa na análise multivariada. O estudo de S. Martinez-Vázquez et al.[61] demonstrou que as mulheres que tinham sofrido violência obstétrica verbal estavam em maior risco de desenvolver PTSD do que as mulheres que tinham sofrido violência obstétrica psico-afectiva. Do mesmo modo, o estudo de Sher Goaz Melet et al. referiu que a violência obstétrica (verbal, física e psico-afectiva) pode ter um impacto psicológico profundo, como a perturbação de stress pós-parto agudo (PSPA), a perturbação de stress pós-traumático (PSPT) e a depressão pós-parto (DPP)[62] .

• **Gestão da dor**

De acordo com o nosso estudo, 43,3% das mulheres não receberam anestesia durante o trabalho de parto, extração instrumental ou episiotomia. Esta perceção negativa da dor por parte das mulheres foi associada a um maior risco de PSPT (OR=2,8, p=0,05) e de DPP (OR=3,9, p=0,014). No que diz respeito à correlação entre a perceção da dor e a DPP, à semelhança dos nossos resultados, a literatura refere que a dor durante o parto foi um dos factores de risco para a DPP, e que a analgesia epidural poderia reduzir este risco[63,64] .Relativamente à PTSD, os nossos resultados foram consistentes com os de Ghanbari-Homayi et al.[65] que demonstraram que a probabilidade de uma experiência de parto traumática sem analgesia foi 4,24 vezes maior do que com o uso de analgesia. No entanto, no estudo de J, A Kountanis et al.[66] , a perceção positiva da dor do parto foi associada a um risco reduzido de provável PTSD às 6 semanas pós-parto e após 12 meses, mas não houve uma relação significativa entre a perceção da dor e a PTSD. De facto, para algumas mulheres, a dor do parto não é necessariamente uma experiência negativa que conduz a um trauma. Educar as mulheres para gerirem a sua dor pode modificar positivamente a sua avaliação da dor do parto e reduzir as taxas de PTSD pós-parto.

- **Complicações maternas após o parto**

No nosso estudo, 20% das mulheres tiveram complicações maternas após o parto, sendo as mais frequentes as lacerações perineais e a inércia uterina. A ocorrência de complicações maternas foi associada a um maior risco de PTSD (OR= 1,7, p=0,04). De facto, tem sido referido que as mulheres com complicações obstétricas têm frequentemente um risco elevado de desenvolver perturbações clínicas e de saúde mental (ansiedade, ataques de pânico e PTSD)[67] .

3. Correlação entre PTSD e depressão :

No nosso estudo, verificámos que a depressão pós-natal estava positivamente correlacionada com os sintomas de stress pós-traumático (p<0,001). De facto, vários estudos apoiam esta correlação. De acordo com Milen L. Radell et al.[68] os sintomas de depressão foram geralmente associados à PTSD, existindo uma relação recíproca entre as duas perturbações. Apesar da sobreposição de sintomas, as duas perturbações são entidades distintas e dependem, pelo menos em parte, de mecanismos biológicos distintos. No entanto, ambas as entidades estão claramente ligadas à psicopatologia do stress, com uma sobrecarga significativa de intrusividade, humor e alterações de humor.

IV. Parto distócico e factores psicossociais .

1. O impacto do parto na vida quotidiana de uma mulher :

No período pós-parto imediato, a mãe tem dificuldade em adaptar-se ao seu novo papel: desilusão, sentimentos de fracasso, raiva, dor e tristeza podem ser expressos. No nosso estudo, o sentimento mais frequentemente expresso no período pós-parto (38,4%) foi a gratidão.

2. Relação mãe-filho :

O nosso estudo mostrou que a maioria das mulheres (81,7%) tinha amamentado o seu bebé. Além disso, quando se tratava de avaliar a relação mãe-bebé, a maioria das mulheres (80%) referiu que apreciava o seu bebé. A experiência negativa ou o trauma de um parto complicado é suscetível de influenciar não só a mãe, mas também o bebé. Consequentemente, a relação com o bebé pode ser afetada: a mãe pode negligenciar o seu filho, evitar interacções emocionais com ele ou até sentir ódio por ele[69] . Isto foi de facto relatado no estudo de Garthus-Niegel et al, publicado em 2017, segundo o qual a PTSD materna teve um impacto negativo na amamentação. As mães que sofriam de PTSD tinham menos probabilidades de amamentar[70] . A discrepância entre os nossos resultados e os da literatura pode ser explicada pelo facto de as mulheres terem sido bem cuidadas pelas suas famílias. De facto, 55% das nossas mulheres pediram ajuda aos seus familiares e quase metade das mulheres (43,3%) mantinham uma relação estável com as suas famílias.

3. Relação conjugal e vida sexual :

No nosso estudo, a relação conjugal foi melhorada em 45% dos casos. Em relação à vida sexual, observámos que 38,3% das mulheres tinham uma vida sexual semelhante à que tinham antes do parto. No entanto, de acordo com o estudo de Garthus-Niegel et al, realizado em 2018, podem ser observadas dificuldades com a intimidade ou relacionamentos[71] . Outro estudo mostrou que o TEPT estava associado à evitação de relações sexuais por medo de dar à luz novamente[72] .

Os nossos resultados poderiam ser explicados, segundo as mulheres, pelo apoio e pela harmonia no seio do casal. No entanto, 22% das mulheres da nossa série estavam stressadas pelo medo de uma nova gravidez.

V. Recomendações e perspectivas futuras :

De acordo com os resultados do nosso estudo, verificámos que é essencial e obrigatório que as mulheres sejam acompanhadas e preparadas para o parto e para os imprevistos durante o mesmo. De facto, a totalidade da população (100%) não tinha frequentado qualquer aula de preparação para o parto, sendo que 41,7% das mulheres desejavam fazê-lo em gravidezes posteriores. Além disso, constatámos uma falta de apoio e de informação por parte da parteira, uma vez que quase metade das parturientes (48,3%) recebeu informações das pessoas que as rodeavam. Da mesma forma, na série tunisina de Dimassi, 79% das mulheres recorreram aos media e às redes sociais, onde foram relatados relatos dramáticos de partos[33] .

1. O papel da preparação para o parto e a parentalidade :

De acordo com a Autoridade Nacional de Saúde francesa (HAS)[73] , a preparação para o parto costumava centrar-se na gestão da dor. Atualmente, a preparação para o parto passa a ser um apoio global à mulher e ao seu parceiro, encorajando a sua participação ativa no processo de nascimento.

O objetivo destas sessões é :

- criar um laço de confiança entre a parteira e a parturiente.

- para orientar, preparar e apoiar o casal para se tornarem pais.

- Fornecer informações claras e exactas, adaptadas a cada situação, e aconselhar as mulheres sobre os riscos que podem surgir durante e após o parto, bem como sobre os métodos alternativos de parto disponíveis, nomeadamente as extracções instrumentais e as cesarianas.

- discutir a noção de dor durante o trabalho de parto e a sua evolução, o parto e os métodos de alívio.

De acordo com o inquérito perinatal de 2021, 80,3% das primíparas participaram nas sessões de preparação para o parto e para a parentalidade (PNP)[74] .

2. O papel da parteira

A parteira desempenha um papel essencial antes e depois do parto. Ela ouve, aconselha, apoia, explica e informa a mulher grávida e o casal sobre a evolução da gravidez, o parto e as suas consequências.
A parteira desempenha este papel durante as consultas pré-natais e as sessões de preparação para o parto, bem como durante o parto e a maternidade. Desempenha também um papel importante no rastreio das perturbações depressivas e de ansiedade pós-parto e na identificação das mulheres com PTSD.

3. Projectos de ação :

Apoio psicológico a pacientes com trabalho de parto obstruído, patologias fetais/maternas ou que tenham sofrido um acidente inesperado durante o parto, durante o período de maternidade, por um psicólogo que possa despistar a depressão e a ansiedade pós-parto utilizando um instrumento validado e encaminhar a mulher para estruturas de apoio adequadas.
- Oferecer uma entrevista pré-natal precoce sistemática às mulheres grávidas,

individualmente ou em casal. O objetivo desta entrevista é identificar precocemente os problemas médico-psicossociais e permitir aos casais exprimir as suas expectativas e necessidades em relação à gravidez, bem como encorajá-los a participar no PNP. É também importante explicar à mulher a fragilidade psicológica associada à gravidez e ao parto, que pode ser exacerbada no período pós-natal. No final do nosso estudo, o principal interesse seria permitir um melhor rastreio dos pacientes em risco de problemas psicológicos ligados ao processo de nascimento, mas também insistir no apoio e orientação das parturientes durante estes momentos sensíveis.

VI. Pontos fortes e limitações do nosso estudo

Um dos pontos fortes do nosso estudo foi a sua abordagem analítica, que nos permitiu estudar os factores associados aos problemas psicológicos após o parto distócico. Isto pode permitir-nos definir populações de risco às quais deve ser dada especial atenção. No entanto, o nosso estudo foi limitado pela dimensão relativamente pequena da amostra, em parte devido ao facto de algumas das mulheres não terem podido ser contactadas ou não terem colaborado.

CONCLUSÃO

Pela sua frequência e repercussões, as perturbações clínicas e psicológicas pós-parto constituem um importante problema de saúde pública, pois afectam não só as interacções da mãe com o recém-nascido, com o companheiro, com a família e amigos, mas também a qualidade de vida das pacientes.O nosso trabalho permitiu uma visão global dos problemas relacionais, emocionais e psicológicos do período pós-parto associados a partos distócicos laboriosos. Este estudo realça a importância da experiência subjectiva da parturiente no parto e a perceção das complicações, que são fortes preditores da DPP e da PTSD pós-parto.As experiências subjectivas do parto, a história obstétrica e os níveis de stress durante o parto são factores que favorecem o aparecimento da PTSD pós-parto. O rastreio destes factores numa fase inicial permite-nos identificar as mulheres com maior risco de PTSD e PTSD pós-parto, de modo a podermos oferecer-lhes um tratamento especializado.

APÊNDICES

Anexo 1: impacto da escala do evento - revisto

دائما 4	عاليا 3	احيانا 2	نادرا 1	ابدا 0	
					هل تذكر الحادثة يجعلك تستعيد المشاعر التي احسستها في تلك اللحظة.
					هل لديك مشاكل في البقاء دائما
					هل الاشياء الاخرى تجعلك تفكر في الحادثة.
					هل شعرت بالغضب و سرعة الانفعال.
					لقد تجنبت الانزعاج عندما فكرت في الأمر أو تذكرت به.
					فكرت في الامر عندما لم أقصد ذلك.
					شعرت أنه لم يحدث أو لم يكن حقيقيًا.
					تجنبت الاشياء التي تفكرني بذلك.
					وجود صور و ذكريات الحادثة في مخيلتي.
					كنت متوترة وخائفة دون سبب وجيه.
					حاولت عدم التفكير في الامر.
					كنت أعلم أنه لا يزال لدي الكثير من المشاعر حيال ذلك ، لكنني لم أواجههم.
					مشاعري حول الحادث كانت شبه مجمدة.
					شعرت وأنني اتصرف كما لو كنت لا ازال في الحادثة.
					كان لدي مشكلة في النوم.
					شعرت بموجات من مشاعر شديدة عن الحادثة.
					حاولت محو ذلك من ذاكرتي.
					اجد مشاكل في التركيز.
					تذكر الحادثة يسبب لي في ردود فعل جسدية مثل التعرق صعوبة في التنفس او الغثيان.
					كنت احلم بالحادثة.
					لقد شعرت انني مراقب و على استعداد.
					لقد تجنبت الحديث عن الحادثة.

Apêndice 2: Escala de depressão de Edimburgo

1. لقد كنت قادرة على الضحك و رؤية الجانب المشرق من الأشياء
بالمقدار نفسه الذي استطعته من قبل
ليس تماما بالمقدار نفسه
قطعا ليس بالمقدار نفسه
كلا، مطلقا

2. لقد تطلعت إلى الأمور بتمتع
بالمقدار نفسه مثل أي وقت مضى
أقل نوعا ما مما إعتدته
أقل قطعا مما إعتدته
ابدا

3. لقد لمت نفسك دون داع عندما سارت الأمور على غير ما يرام
نعم في معظم الأحيان
نعم في بعض الأحيان
ليس في أحوال كثيرة
كلا، أبدا

4. لقد كنت قلقة و مشغولة البال دون سبب وجيه
كلا،أبدا
نادرا
نعم في بعض الأحيان
نعم في أحوال كثيرة

5. قد شعرت بالخوف و الذعر دون سبب وجيه
نعم، أكثر الأحيان
نعم، في بعض الأحيان
كلا، ليس كثيرا
كلا،أبدا

6. تراكمت الأعمال عليَّ، فلم أستطع القيام بها كلها
نعم، في معظم الأحيان
نعم، في بعض الأحيان لم أستطع القيام بها كالمعتاد
كلا، لقد إستطعت القيام بها في بعض الأحيان
كلا، لقد استطعت القيام بها كالمعتاد

7. شعرت بالحزن الشديد لدرجة أنني واجهت صعوبة في النوم
نعم، في معظم الأحيان
نعم، في بعض الأحيان
ليس كثيرا
كلا، أبدا

8. لقد شعرت أنني حزينة أو بائسة
نعم، في معظم الأحيان
نعم في بعض الأحيان
كلا، ليس أكثر الأحيان
كلا، أبدا

9. قد كنت غير سعيدة و شعرت بألم مرير لدرجة أنني كنت أبكي
نعم، في معظم الأحيان
نعم، أكثر الأحيان
فقط من وقت إلى آخر
كلا، أبدا

10. لقد خطرت لي فكرة إلحاق الأذى بنفسي
نعم، أكثر الأحيان
نعم، في بعض الأحيان
نادرًا
كلا، مطلقا

REFERÊNCIAS

1: Akta S, Ayd n R. The analysis of negative birth experiences of mothers: a qualitative study. J Reprod Infant Psychol. 2019;37(2):176-92.

2: Darvill R, Skirton H, Farrand P. Psychological factors that impact on women's experiences of first-time motherhood: A qualitative study of the transition. Midwifery. 2010;26(3):357-66.

3 :Ayers S. Delivery as traumatic event: prevalence, risk factors, and treatment for postnatal posttraumatic stress disorder. Clin Obstet Gynecol. 2004; 47 (3): 552-67.

4: Molgora S, Fenaroli V, Saita E. The association between childbirth experience and mother's parenting stress: O papel mediador da ansiedade e dos sintomas depressivos. Women Heal. 2020;60(3):341-51.

5: Bell AF, Andersson E. The birth experience and women's postnatal depression: Uma revisão sistemática. Midwifery. 2016;39:112-23.

6: Dekel S, Stuebe C, Dishy G. Childbirth induced posttraumatic stress syndrome: Uma revisão sistemática da prevalência e dos factores de risco. Front Psychol. 2017;8(APR):1-10

6: Chabbert M, Wendland J. The experience of childbirth and perceived sense of control by women during delivery: impact on early mother-infant. Rev médecine périnatale. 2016;8(4):199-206

7: Garthus-Niegel S, Horsch A, Handtke E, von Soest T, Ayers S, Weidner K, et al. The impact of postpartum posttraumatic stress and depression symptoms on couples' relationship satisfaction: Um estudo prospetivo de base populacional. Front Psychol. 2018;9(SEP):1-10.

8: Organização Mundial de Saúde. Cuidados no parto normal. Genebra: OMS; 1996. http://apps.who.int/iris/bitstream/10665/63167/1/WHO _FRH_MSM_96.24.pdf.

9: HAS, Parto normal: apoio fisiológico e intervenções médicas, 2018.

10: J.-P. Schaal, D. Riethmuller, Dystocies osseuses, 2009.

11: D. Riethmuller, N. Mottet, P.-L. Forey, V. Equy, P. Hoffmann, Dystocies of the soft tissues, 2021.

12: D. Riethmuller, Dynamic dystocia, 2012

13: Julie S. Moldenhauer, médica, Distocia fetal, 2021

14: A equipa RPNA, LES EXTRACTIONS INSTRUMENTALES, 2021.

15: Texto de recomendações para a prática clínica. Jornal de Obstetrícia, Ginecologia e Biologia Reprodutiva, 2008; 37: S297-S300.

16: Beucher, G. Complicações maternas das extracções instrumentais. Journal de Gynécologie Obstétrique et Biologie de la reproduction, 2008; 37: 244-259.

17: Baud O. Complicações neonatais das extracções instrumentais. Journal de Gynécologie Obstétrique et Biologie de la Reproduction, 2008; 37: 260-268.

18: Pierre F, Rudigoz R-C. Cesariana de emergência: existe um prazo ideal? Journal de Gynécologie Obstétrique et Biologie de la Reproduction, 2008; 37, 41-47.

19: HAS, cesariana, 2013.

20: Laura DUPRE, INFORMATIONS ET SATISFACTIONS DE L'ACCOUCHEMENT DYSTOCIQUE, 2012.

21: S. Bydlowski. Postpartum psychological disorders: screening and prevention after birth: recommendations (Perturbações psicológicas pós-parto: rastreio e prevenção após o nascimento: recomendações). J Gynécologie Obstétrique Biol Reprod. 31 Oct 2015;(44):1152-6. A.M. Bergant et al. Humor depressivo pós-natal precoce: associações com factores obstétricos e psicossociais

22: CNGOF, Capítulo 35 Item 67 - UE 3 - Perturbações psicológicas na gravidez e no pós-parto, 2016.

23: Perturbações psicológicas da gravidez e do pós-parto, Serviço de Pedopsiquiatria do CHU de Angers.

24: Isserlis C., Sutter-Dallay A.L., Dugnat M., Glangeaud-Freudenthal N. Guide pour la pratique de l'entretien prénatal précoce et l'accompagnement psychique des femmes devenus mères. Toulouse, Erès, 2008: 89-128 p.

25: Rozic P.R., Schvartzman J.A. et al. Rastreio de sintomas de depressão durante o pós-parto e acompanhamento a longo prazo: estabilidade temporal e factores associados. Vértice, 2012; 23(106): 409-17e depressão

26: American Psychiatric Association (ed). Manual de Diagnóstico e Estatística das Perturbações Mentais. Washington, DC: American Psychiatric Press; 1994.

27: J L Cox, J M Holden, R Sagovsky, Detection of postnatal depression. Development of the 10-item Edinburgh Postnatal Depression Scale, 1987.

28: Validação da versão árabe da Escala de Depressão Pós-Natal de Edimburgo e prevalência da depressão pós-natal numa amostra argelina. Revue EL-Bahith en Sciences Humaines et Sociales, Volume 12 (01) 2020, Algérie : Université Kasdi Marbah Ouargla, (P.P 349-358)

29: Weiss, D.S., & Marmar, C.R. (1997). The Impact of Event Scale-Revised. Em J.P. Wilson & T.M. Keane (Eds.), Assessing Psychological Trauma and PTSD (pp.399-411). New York: Guilford.

30: Grazia Ceschi, Arnaud Pictet, Apêndice 3. Escala de impacto do acontecimento, versão (Escala de impacto do acontecimento - revista; IES-R-F), 2018.

31: Kjaergaard H, Olsen J, Ottesen B, Dykes AK. Incidence and outcomes of dystocia in the active phase of labor in term nulliparous women with spontaneous labor onset. Ata Obstet Gynecol Scand. 2009;88(4):402-7.

32: Waldenström U, Ekéus C. Risk of labor dystocia increases with maternal age irrespective of parity: a population-based register study. Ata Obstet Gynecol Scand. 2017 Sep;96(9):1063-1069.

33: Kaouther Dimassi , Farah Benzina , Amal Ksouri, Ben Zina Emna , Najla Kamassi , Amira Rakkam , Hejer Selmi , Souad Trabelsi , Amel Triki, Rim Rafraf . Gravidez e parto: o que vivem as mulheres tunisinas? TUNÍSIA MÉDICA - 2020 Vol 98 (n°07).

34: Selin L, Wallin G, Berg M. Dystocia in labour - risk factors, management and outcome: a retrospective observational study in a Swedish setting. Ata Obstet Gynecol Scand. 2008;87(2):216-21.

35: Sheiner E, Levy A, Feinstein U, Hallak M, Mazor M. Risk factors and outcome of failure to progress during the first stage of labor: a population-based study. Ata Obstet Gynecol Scand. 2002 Mar.

36: Lowe NK. A review of factors associated with dystocia and cesarean section in nulliparous women. J Midwifery Womens Health. 2007 May-Jun;52(3):216-28.

37: Boulvain M, Senat MV, Perrotin F, Winer N, Beucher G, Subtil D, Bretelle F, Azria E, Hejaiej D, Vendittelli F, Capelle M, Langer B, Matis R, Connan L, Gillard P, Kirkpatrick C, Ceysens G, Faron G, Irion O, Rozenberg P; Groupe de Recherche en Obstétrique et Gynécologie (GROG). Indução do trabalho de parto versus conduta expetante para fetos de grande porte: um ensaio aleatório controlado. Lancet. 2015 Jun.

38: Sanchez-Ramos L, Olivier F, Delke I, Kaunitz AM. Indução do trabalho de parto versus conduta expetante para gestações pós-termo: uma revisão sistemática com meta-análise. Obstet Gynecol. 2003.

39: Boorman RJ, Devilly GJ, Gamble J, Creedy DK, Fenwick J. Childbirth and criteria for traumatic events. Midwifery. 2014 Feb;30(2):255-61.

40: Alcorn, K.L., O'Donovan, A., Patrick, J.C., Devilly, G.J., 2010. Um estudo longitudinal prospetivo da prevalência de perturbação de stress pós-traumático resultante de eventos de parto. Pyschological Medicine 40, 1849-1859.

41: Tham V, Ryding EL, Christensson K. Experience of support among mothers with and without post-traumatic stress symptoms following emergency caesarean section. Sex Reprod Healthc. 2010 Nov;1(4):175-80.

42: Stramrood CAI, Huis in 'T Veld EMJ, Van Pampus MG, Berger LWAR, Vingerhoets AJJM, Schultz WCMW, et al. Measuring posttraumatic stress following childbirth: a critical evaluation of instruments. J Psychosom Obstet Gynecol. 2010;31(1):40-9.

43: H Montassmon et al. Factores associados à perturbação de stress pós-traumático em mulheres primíparas. 2020.

44: Yildiz PD, Ayers S, Phillips L. The prevalence of posttraumatic stress disorder in pregnancy and after birth: A systematic review and meta-analysis. J Affect Disord. 2017;208:634-45.

45: Stander, V.A., Thomsen, C.J., e Highfill-McRoy, R.M. (2014). Etiologia da comorbidade da depressão no TEPT relacionado ao combate: uma revisão da literatura. Clin. Psychol. Rev. 34: 87- 98.

46: Contractor, A.A., Greene, T., Dolan, M., e Elhai, J.D. (2018). Relações entre PTSD e grupos de sintomas de depressão em amostras diferenciadas pelo status de diagnóstico de PTSD. J. Anxiety.

47: J masmoudi et al. la dépression du postpartum : prévalence et facteurs de risque etude prospective concernant 302 parturientes tunisiennes.2014.

48: Ayers S, Wright DB, Thornton A. Desenvolvimento de uma medida de PTSD pós-parto: The City Birth Trauma Scale. Front Psychiatry. 2018;9:409.

49: Grekin R, O'Hara MW. Prevalência e factores de risco da perturbação de stress pós-traumático pós-parto: Uma meta-análise. Clin Psychol Rev. 2014;34(5):389-401.

50: Michelle Levinson, Boriana Parvez, David Aboudi, Shetal Shah, Impacto dos fatores de estresse materno e fatores clínicos neonatais nos escores de triagem da depressão pós-parto, J Matern Fetal Neonatal Med (2020).

51: Carina R. Angelini, C. Pacagnella, Mary, A. Parpinelli, Carla Silveira, Carla

B. Andreucci, Elton C. Ferreira, Juliana P. Santos, Dulce M. Zanardi, Renato T. Souza, Jose G. Cecatti, Transtorno de Estresse Pós-Traumático e morbidade materna grave: existe associação?", Clínicas (São Paulo). 2018; 73: e309.

52: Carina Vedeler, Tine Schauer Eri, Roy Miodini Nilsen, Ellen Blix, Soo Downe, Kjetil A van der Wel, Anne Britt Vika Nilsen, Women's negative childbirth experiences and socioeconomic factors: Results from the Babies Born better survey, (2023).

53: Deniz Ertan, Coraline Hingray, Elena Burlacu, Aude Sterlé e Wissm El-Hage, Perturbação de stress pós-traumático após o parto, (2021).

54: Maryam Modarres, Sedigheh Afrasiabi, Parvin Rahnama, Ali Montazeri, Prevalência e factores de risco dos sintomas de stress pós-traumático relacionados com o parto (2012).

55: Jemima Carter, Debra Bick, Daniel Gallacher, Yan-Shing Chang, Modo de nascimento e desenvolvimento de transtorno de estresse pós-traumático pós-natal materno: Uma revisão sistemática de métodos mistos e meta-análise, (2022).

56: Lei Sun, Su Wang, Xi-Qian Li, Associação entre o modo de parto e a depressão pós-parto: Uma revisão sistemática e meta-análise de rede, (2021).

57: Nyberg, K., Lindberg, I., & Öhrling, K. (2010). A experiência das parteiras ao encontrarem mulheres com sintomas de stress pós-traumático após o parto. Sexual & Reproductive Healthcare: Official Journal Of The Swedish Association Of Midwives, 1(2), 55-60.

58: Frida Viirman, Andrea Hess Engstrom, Josefin Sjomark, Susanne Hesselman,Inger Sundstrom Poromaa, Lisa Ljungman, Agneta Skoog Svanberg, Anna Wikman, Negative childbirth experience in relation to mode of birth and events during labour: A mixed methods study, European Journal of Obstetrics and Gynecology 282 (2023) 146-154.

59: Mark A. van Heumen, Martine H. Hollander, Maria G. van Pampus, Jeroen van Dillen e Claire A. I. Stramrood3, Preditores psicossociais do transtorno de estresse pós-traumático pós-parto em mulheres com uma experiência traumática de parto, Front Psychiatry. 2018; 9: 348. 60: Vera A Yakupova, Anna Suarez, Depressão pós-parto e experiência de parto na Rússia, (2021).

61: Sergio Martinez-Vázquez, Julián Rodríguez-Almagro, Antonio Hernández-Martínez, and Juan Miguel Martínez-Galiano, Factors Associated with Postpartum Post-Traumatic Stress Disorder (PTSD) Following Obstetric Violence: Um estudo transversal, J Pers Med. 2021 May; 11(5): 338.

62: Sher Goaz Melet, Noa Feldman, Anna Padoa, [VIOLÊNCIA OBSTÉTRICA - DESDE QUANDO E PARA ONDE: IMPLICAÇÕES E ESTRATÉGIAS PREVENTIVAS] (2022).

63: Daniele C Parise, Caitlin Gilman, Matthew A Petrilli, Dolores Malaspina, Childbirth Pain and Post-Partum Depression: A analgesia peridural do trabalho de parto diminui esse risco? (2021).

64: Jianlan Mo, Zhipeng Ning, Xiaoxia Wang, Feng Lv , Jifeng Feng, Linghui Pan, Associação entre dor perinatal e depressão pós-parto: Uma revisão sistemática e meta-análise (2022).

65: Solmaz Ghanbari-Homayi, Zahra Fardiazar, Shahla Meedya, Sakineh Mohammad-Alizadeh-Charandabi, Mohammad Asghari-Jafarabadi, Eesa Mohammadi e Mojgan Mirghafourvand, Preditores da experiência traumática do nascimento entre um grupo de mulheres primíparas iranianas: um estudo transversal, Ghanbari-Homayi et al. BMC Pregnancy and Childbirth (2019) 19:182.

66: Joanna A Kountanis, Robyn Kirk, Jonathan E Handelzalts, Jennifer M Jester, Ros Kirk, Maria Muzik, As associações de avaliação subjetiva da dor no parto e comunicação provedor-paciente com PTSD pós-parto, Arch Womens Ment Health. 2022 Feb;25(1):171-180.

67: Lisa Hinton, Louise Locock, Marian Knight, Support for mothers and their families after life-threatening illness in pregnancy and childbirth: a qualitative study in primary care, Br J Gen Pract. 2015 Sep;65(638):e563-9.

68: Milen L. Radell, Eid Abo Hamza e Ahmed A. Moustafa, Depressão na perturbação de stress pós-traumático, (2020).

69: Wijma K. Porquê concentrar-se no "medo do parto"? J Psychosom Obstet Gynaecol 2003; 24(3):141-3.

70: Ayers S, Eagle A, Waring H. The effects of childbirth-related post-traumatic stress disorder on women and their relation-ships: a qualitative study. Psychol Health Med 2006; 11(4): 389-98.

71: Garthus-Niegel S, Horsch A, Ayers S, Junge-Hoffmeister J, Weidner K, Eberhard-Gran M.(2017). A influência do PTSD pós-parto na amamentação: Um estudo longitudinal de base populacional. Birth, 00,1-9. DOI: 10.1111/birt.12328.

72: Garthus-Niegel S, Horsch A, Handtke E, von Soest T, Ayers S, Weidner K, et al. (2018).The Impact of Postpartum Posttraumatic Stress and Depression Symptoms on Couples'Relationship Satisfaction: Um estudo prospetivo de base populacional. Front Psychol, 9, 1-10.DOI: 10.3389/fpsyg.2018.01728.

73: HAS, Preparação para o parto e a parentalidade (PNP), RECOMENDAÇÕES PROFISSIONAIS, novembro

74: INVENTÁRIO NACIONAL PERINATAL, NASCIMENTOS, SEGUIMENTO A DOIS MESES E A TRÊS MESES ESTABELECIMENTOS Situação e tendências desde 2016, outubro de 2022.

RESUMO

Introdução: *As perturbações psicológicas pós-parto são comuns e podem ser exacerbadas após um parto obstruído. Os nossos objectivos foram avaliar os factores associados à perturbação de stress pós-traumático (PTSD), à depressão pós-parto (PPD) e aos aspectos relacionais após um parto distócico.*

Materiais e métodos: *Estudo transversal descritivo e analítico que incluiu 60 mulheres c o m parto distócico de julho a dezembro de 2022 no Hospital Universitário Hedi Chaker em Sfax.*

Resultados: *A PTSD e a PPD foram registadas em 41,7% e 46,7% dos casos. Os factores associados a estas perturbações foram a primiparidade (p=0,03), a cesariana urgente (p=0,04), a falta de apoio (p= 0,016), a falta de informação (p=0,04), a violência obstétrica (p=0,04), a falta de analgesia (0,05) e as complicações maternas (p=0,04). Os problemas sexuais foram referidos em 61,7% dos casos e a relação mãe-bebé foi satisfatória em 80% dos casos.*

Conclusão: O *apoio psicológico a pacientes em risco de perturbações mentais após um parto distócico é necessário, assim como a preparação para o parto de mulheres grávidas.*

Palavras-chave*: Parto distócico, Pós-parto, Depressão, Perturbação de stress pós-traumático*

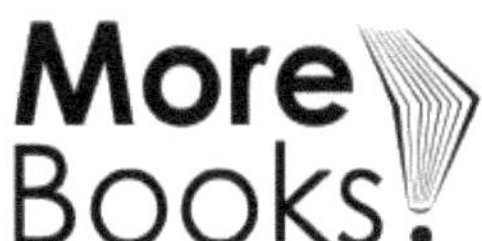

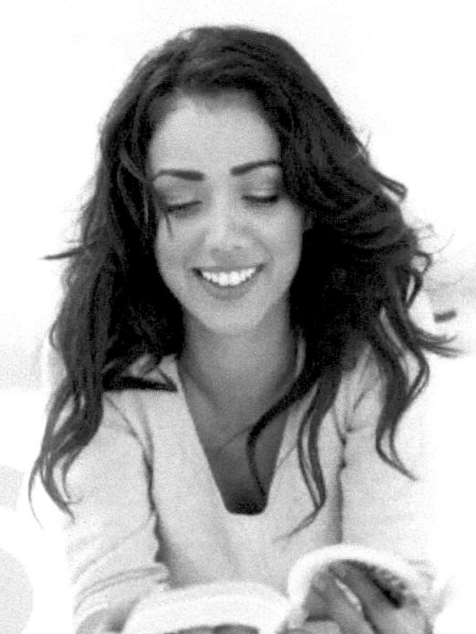

I want morebooks!

Buy your books fast and straightforward online - at one of world's fastest growing online book stores! Environmentally sound due to Print-on-Demand technologies.

Buy your books online at
www.morebooks.shop

Compre os seus livros mais rápido e diretamente na internet, em uma das livrarias on-line com o maior crescimento no mundo! Produção que protege o meio ambiente através das tecnologias de impressão sob demanda.

Compre os seus livros on-line em
www.morebooks.shop

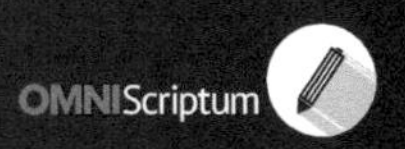

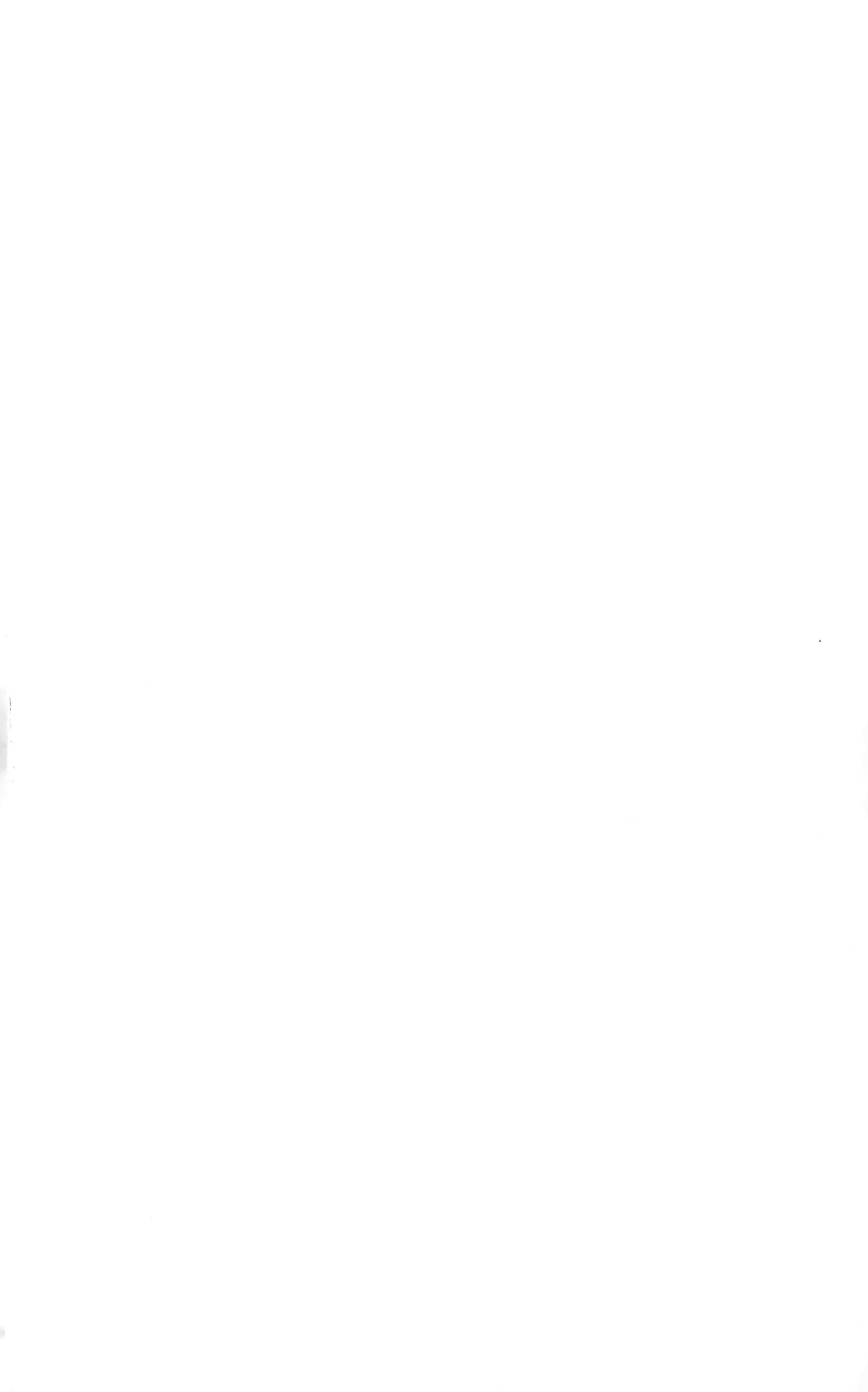

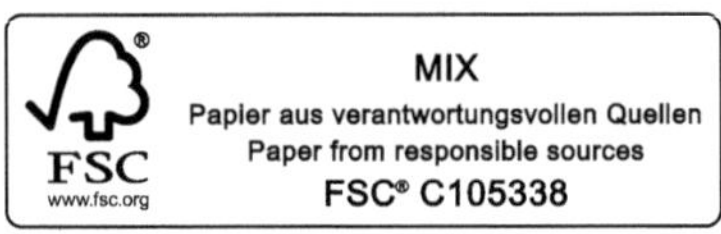

MIX
Papier aus verantwortungsvollen Quellen
Paper from responsible sources
FSC® C105338

FSC
www.fsc.org

Printed by Books on Demand GmbH, Norderstedt / Germany